ウルトラ図解

オールカラー
家庭の医学

双極性障害

正しく理解して、再発を防ぐ生活ガイド

監修 野村 総一郎
日本うつ病センター副理事長
六番町メンタルクリニック名誉院長

法研

はじめに
～きちんと治療を継続すれば、その人本来の生活を取り戻せる～

双極性障害は、気分が異常なまでに高揚する「躁状態」と、気分がどうしようもなく落ち込む「うつ状態」をくり返す病気です。

躁状態のときの患者さんは元気いっぱいです。病気を自覚できず、自分をコントロールすることもできません。様々な問題行動を起こしてしまうのですが、双極性障害のことをよく知らなければ、家族や周囲の人もなかなか病気と結びつけることができないでしょう。結果、「性格の問題だ」とされ、職を失い、家族や友人にも去られてしまうことが少なくないのです。

双極性障害は、性格や人格の問題ではありません。脳の機能や構造の変化による「脳の病気」です。こころを入れ替えるとか、気の持ちようでどうにかなるものではなく、薬によるコントロールが必要な病気なのです。逆にいえば、薬物療法を中心とした治療をきちんと継続すれば、日常生活や社会生活に支障を来すことなく暮らしていけるということです。

そのためには、病気をいち早く見つけることが重要なのですが、実はここにも大きな問題があります。初めて受診するとき、明らかな躁状態であれば、真っ先に双極性障害が疑われるのですが、うつ状態で受診された場合、多くは「うつ病」と診断されることでしょう。これは一概に誤診とはいえず、うつ病と双極性障害を見極めるのは専門医でも難しいのです。躁状態を見逃したまま、うつ病の治療を続けているケースは意外と多く、うつ病と診断されている人の約10%が、後に双極性障害と診断名が変わるといいます。

双極性障害と診断がつくと、治療は長期間に及びます。ところが、途中で治療をやめてしまうケースが後を断ちません。躁状態になり、元気になったと思い込んでしまう、躁やうつの症状が治まり、病気は治ってしまったと勘違いしてしまうなど、理由は様々です。しかし、双極性障害は治療なしに完治する病気ではありません。治療を止めると、高い確率で再発してしまうのです。

大切なのは、根気よく治療を続けて行くことです。本人はもちろん、家族もともに病気を正しく理解し、受け入れることができれば、それが可能となり、双極性障害は恐れる病気ではなくなります。本書がその一助となれば幸いです。

令和3年7月

野村 総一郎

第1章
双極性障害とはどんな病気か

相反する2つの"こころ"が同居する　12
●躁のこころ、うつのこころが入れ替わり現れる　12
●有病率、発病の多い年齢層は？　14
躁状態のときの特徴　16
●身体や行動の特徴　16
●感情や思考の特徴　18
うつ状態のときの特徴　20
●身体や行動の特徴　20
●感情や思考の特徴　22
周囲の人たちの困惑　24
●家族や職場の人が抱える問題　24
患者本人が失うものは大きい　26
●人間関係や社会的地位の損失も　26
どうして発病するのか？　28
●さまざまな原因・誘因が考えられる　28

早期発見・早期治療が重要 30
●うつ病と間違いやすいが、別の病気 30
●躁のときは調子がいいと思い込んでいる 32
躁のセルフチェック 34
うつのセルフチェック 36
受診する診療科は? 38
●精神科・心療内科の専門医へ 38
column
双極性障害以外で躁状態を起こしやすいもの 40

第2章 正しい診断を受けることがとても重要

どんな場合に受診が必要か? 42
●気分の移り変わりと病気による変化は違う 42
専門医でも診断までに時間がかかる 44
●うつ病と診断されるケースが多い 44
●双極性障害とうつ病の比較 46
●その他の診断されやすい病気 48

●患者本人以外にも、家族からの情報も重要　50

双極性障害のタイプ　52
●激しい躁とうつをくり返す「I型障害」　52
●躁状態が軽い「II型障害」　54
●軽い躁と軽いうつをくり返す「気分循環性障害」　56

双極性障害の重症度　58
●軽度～重度の3段階に分けられる　58
●頻繁に躁とうつをくり返す「急速交代型」　60

双極性障害の診断基準　62
●躁病エピソード　62
●軽躁病エピソード　63
●抑うつエピソード　64

第3章 原因と背景、合併する障害について

双極性障害の発病の原因は？　66
●原因は未解明な部分が多い　66
●脳内の情報伝達の乱れが影響することも　68
●遺伝子や育った環境が影響することも　70

発病のきっかけは？　72
●ストレスは発病や再発の引き金に　72
●生活リズムの乱れ、ライフイベントに要注意　74

●薬の副作用　76

●季節の移り変わりも、きっかけに　78

発病はどんなタイプの人に多いのか？　80

●性格的に不安定な人は要注意　80

双極性障害は他のこころの病気を合併しやすい　82

●複数のこころの病気を抱えるケースがある　82

●不安障害との併発　84

●パーソナリティ障害との併発　86

●依存症との併発　88

●摂食障害との併発　90

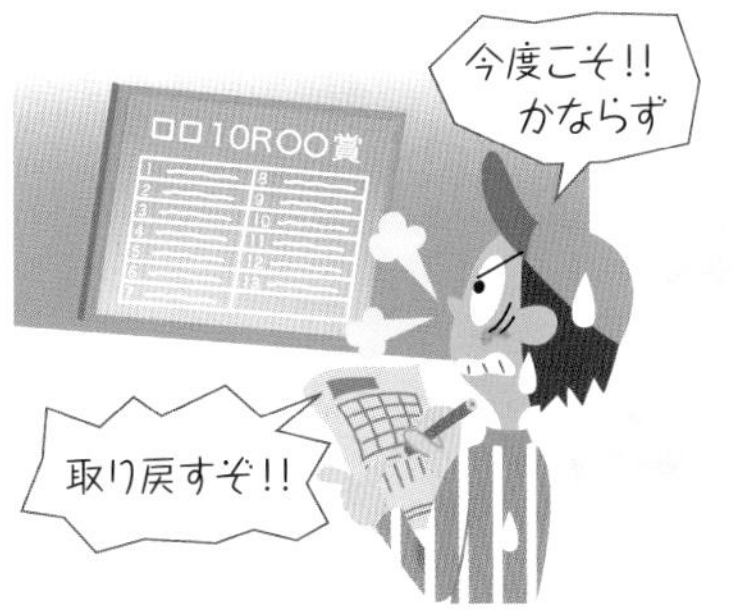

再発率が高いのも特徴　92

●複数回の再発をくり返す人も　92

自ら命を絶つケースも多い　94

●つらくなったら、主治医や家族に相談する　94

column

双極性障害で受けられる公的な支援制度　96

第4章 双極性障害の治療

双極性障害の治療は長い目で考える 98
●症状をコントロールして社会生活を維持する 98
●治療は三本の柱で進めていく 100
双極性障害の薬物療法 102
●治療の中心は薬物療法 102
●気分安定薬 104
●抗精神病薬 106
●抗うつ薬を併用することもある 108
治療に使われるその他の薬 110
●睡眠導入薬、抗不安薬、甲状腺ホルモン薬 110
双極性障害の精神療法 112
●心理教育 112
●認知療法 114
●家族療法 116
●対人関係・社会リズム療法 118
双極性障害のその他の治療法 120
●通電療法と磁気療法 120

入院が必要になるケース 122

● ひどい躁状態のときは保護することも 122

再発の兆候に気づいたら、すぐに受診を！ 124

● 再発の原因の多くは治療の中断 124

column

安定剤と気分安定薬の違い 126

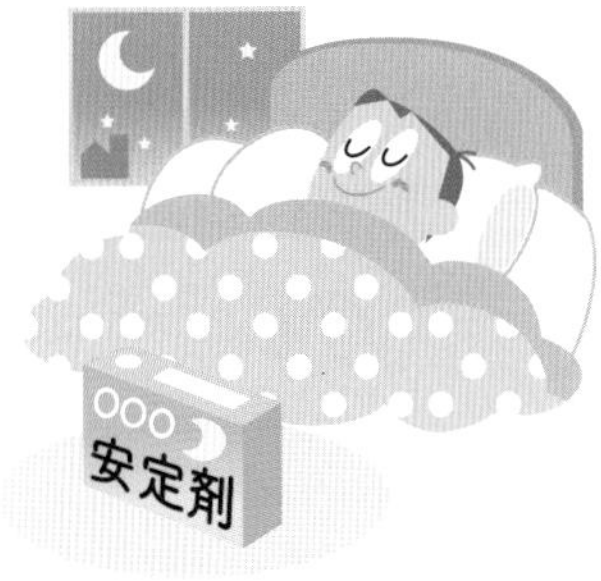

第5章 再発に注意しながら、自分らしい生活を取り戻す

病気の再発を防ぐための心得 128

● 本人や家族が病気を正しく理解する 128

● 薬の服用は自己判断でやめない 130

自分らしさを取り戻す生活術 132

● 1日の生活リズムを整える 132

●栄養バランスのとれた食事を規則正しくとる　134
●アルコール、タバコなど
依存性が高くなるものは避ける　136
●運動や生活活動を積極的に行う　138
●不安や困ったことがあったら助けを求める　140

再発のきっかけとなるストレスをため込まない　142

●自分にあったストレス解消法を見つけよう　142
●自律訓練法　144
●腹式呼吸、リラクゼーション　146

家族や周囲の人の心得　148

●患者本人の気持ちを理解してあげる　148
●再発の予兆に注意する　150
●患者を孤立させない　152

ゆとりのある明るい生活を送ろう　154

●前向きな日常生活で病気を克服する　154

索引　159

【装丁・本文デザイン】㈱イオック
【図解デザイン・イラスト】コミックスパイラる／㈱イオック
【編集協力】アーバンサンタクリエイティブ／榎本和子

第1章

双極性障害とはどんな病気か

気分の上がり下がりは、誰もが日常的に経験すること。双極性障害にみられる躁状態やうつ状態は、どこが違うのか？　どんなことが問題になるのか？　まずは、病気の全体像を理解しておきましょう。

相反する2つの〝こころ〟が同居する

躁のこころ、うつのこころが入れ替わり現れる

双極性障害とは、〝躁《そう》状態〟と〝うつ状態〟がくり返し現れる病気です。躁状態とは、著しく気分が高揚した状態、うつ状態とは、著しく気分が落ち込んだ状態をいい、「双極」とは躁とうつ、二つの極端な状態に気分が激しく揺れ動くことを意味します。

ここまでを読んで、「それって、躁うつ病ではないの？」と思われた方も多いことでしょう。それもそのはず、双極性障害は、もともとは「躁うつ病」と呼ばれていました。今も、一般的には躁うつ病という病名の方がよく知られているようです。

では、なぜ躁うつ病というわかりやすい病名から、双極性障害という難しい病名に変更されたのでしょうか？　実は、そこには大変重要な意味があります。

双極性障害には、必ず躁という状態が存在します。一方で、うつという状態も存在するのですが、うつ状態が現れる病気の代表が「うつ病」です。かつては、うつ病に躁状態が加わったものが躁うつ病、あるいは躁うつ病のなかでも、躁状態がないものがうつ病などと捉えられていました。つまり、うつ病のうつ状態と双極性障害のうつ状態は、同じものとして扱われていたのです。そのため、両者には同じ治療が施されていました。

しかし、近年、双極性障害とうつ病は、全く異なる別の病気であることがわかってきたのです。ここで重要なのは、双極性障害とうつ病では、治療法も異なるということです。そこで、アメリカ精神医学会が作成する診断基準「ＤＳＭ」（次頁参照）では、躁うつ病とうつ病を切り離し、躁うつ病は双極性障害と呼ぶこととし、日本をはじめとする各国もそれに倣うことになりました。

躁状態とうつ状態、2つの極端な状態（双極）をくり返す

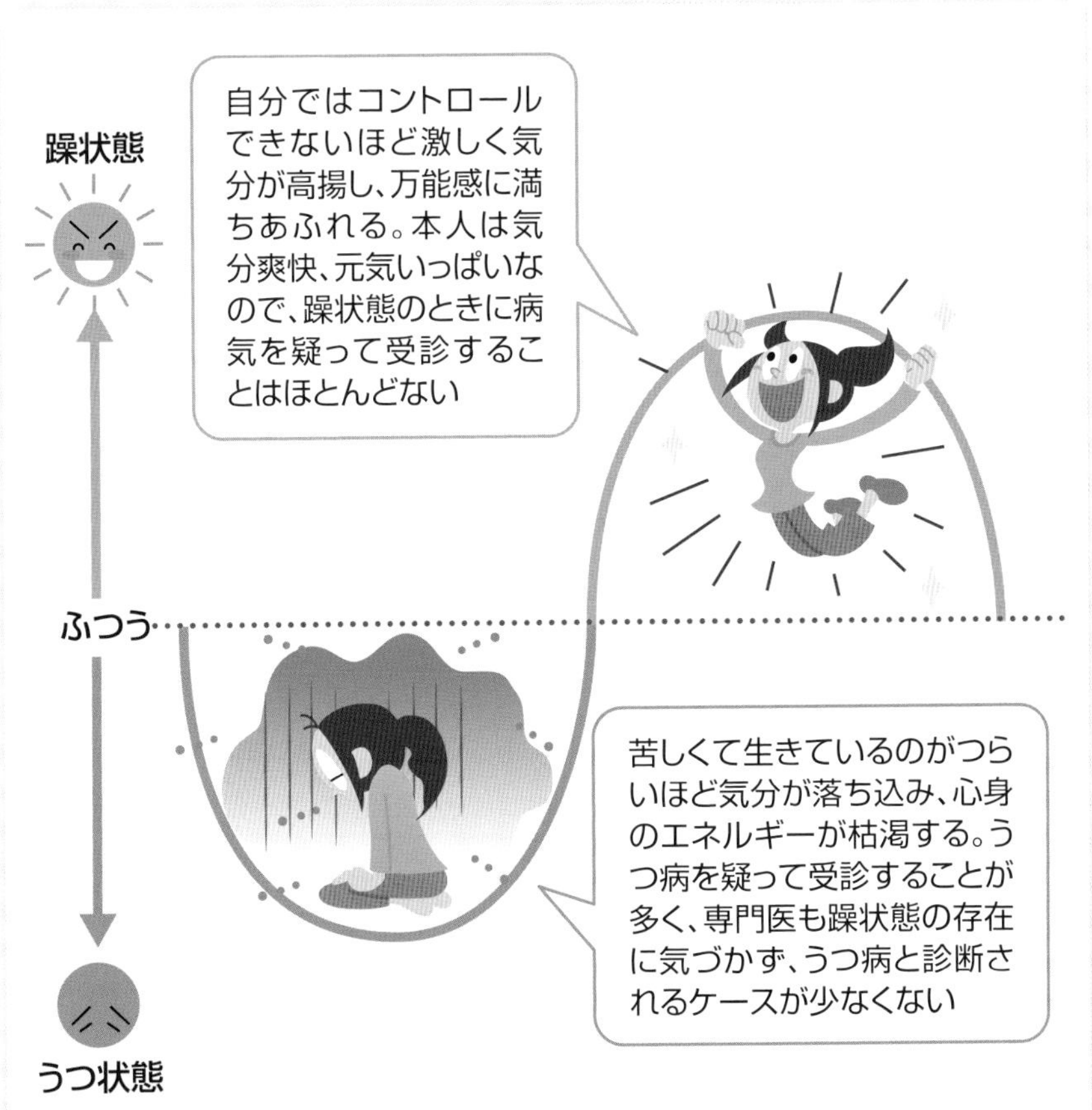
躁状態
自分ではコントロールできないほど激しく気分が高揚し、万能感に満ちあふれる。本人は気分爽快、元気いっぱいなので、躁状態のときに病気を疑って受診することはほとんどない
ふつう
苦しくて生きているのがつらいほど気分が落ち込み、心身のエネルギーが枯渇する。うつ病を疑って受診することが多く、専門医も躁状態の存在に気づかず、うつ病と診断されるケースが少なくない
うつ状態

しかし

双極性障害とうつ病は似ているけれど別の病気

「DSM（Diagnostic and Statistical Manual of Mental Disorders）」

アメリカ精神医学会が作成した精神疾患の診断基準・診断分類。日本語訳の正式名称は、「精神疾患の診断・統計マニュアル」という

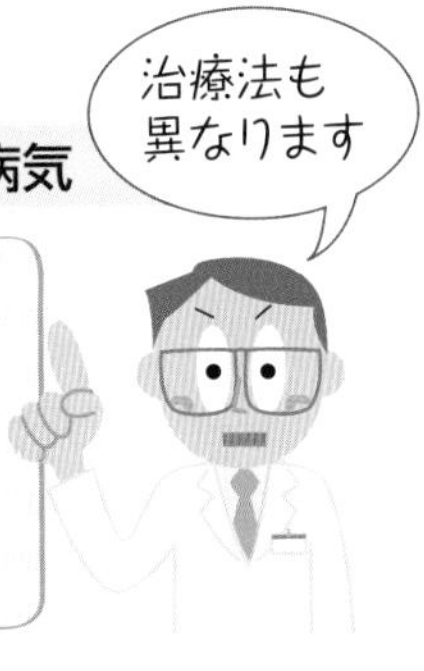
治療法も異なります

有病率、発病の多い年齢層は？

近年、うつ病はメディアなどで取り上げられる機会も多く、広く一般に知られるようになりました。一方で、双極性障害については、まだまだ認知が不足しているように思います。そのせいか、大変めずらしい病気だと思われがちな双極性障害ですが、実際に双極性障害と診断される人は、どのくらいいるのでしょうか？

ちなみに、うつ状態だけが現れるうつ病の生涯有病率は、男性で10人に1人、女性では5人に1人くらいといわれています。生涯有病率とは、一生のうちにその病気にかかる人の割合のことです。10人に1～2人が、一生のうちに一度はうつ病を経験するというのですから、うつ病は誰がかかってもおかしくない病気といえます。

では、双極性障害はというと、うつ病と違って男女の差はほとんどなく、生涯有病率は100人に1人くらいといわれています。うつ病にくらべると、圧倒的に少ないと思われるかもしれませんが、実は、双極性障害の患者さんの中には、躁状態の存在が見逃されているケース、すなわちうつ病と誤解されているケースが少なくありません。うつ病だと思われていた人のおよそ10人に1人が、後に双極性障害と判明するとされていますから、実際には100人に1～3人くらいが、双極性障害を経験しているのではないかと思われます。

双極性障害はどの年齢でも発病する可能性がありますが、10～20歳代での発病が多いとされています。うつ病を発病する年齢の平均は30歳代ですから、より若い年代でうつ病を発病した場合は、双極性障害の可能性も視野に入れたうえで、経過をみていくことが重要になります。

また、児童期の双極性障害は、発達障害の一つである「ADHD*（注意欠如・多動性障害）」とも特徴が似ているので、注意が必要です。

用語解説　ADHD（注意欠如・多動性障害）　発達障害の一つで、注意欠如や注意散漫、多動性や衝動性といった特性を特徴とする障害。

双極性障害と診断される人の数は？

双極性障害は100人に1～3人、10～20歳代に発病することが多い

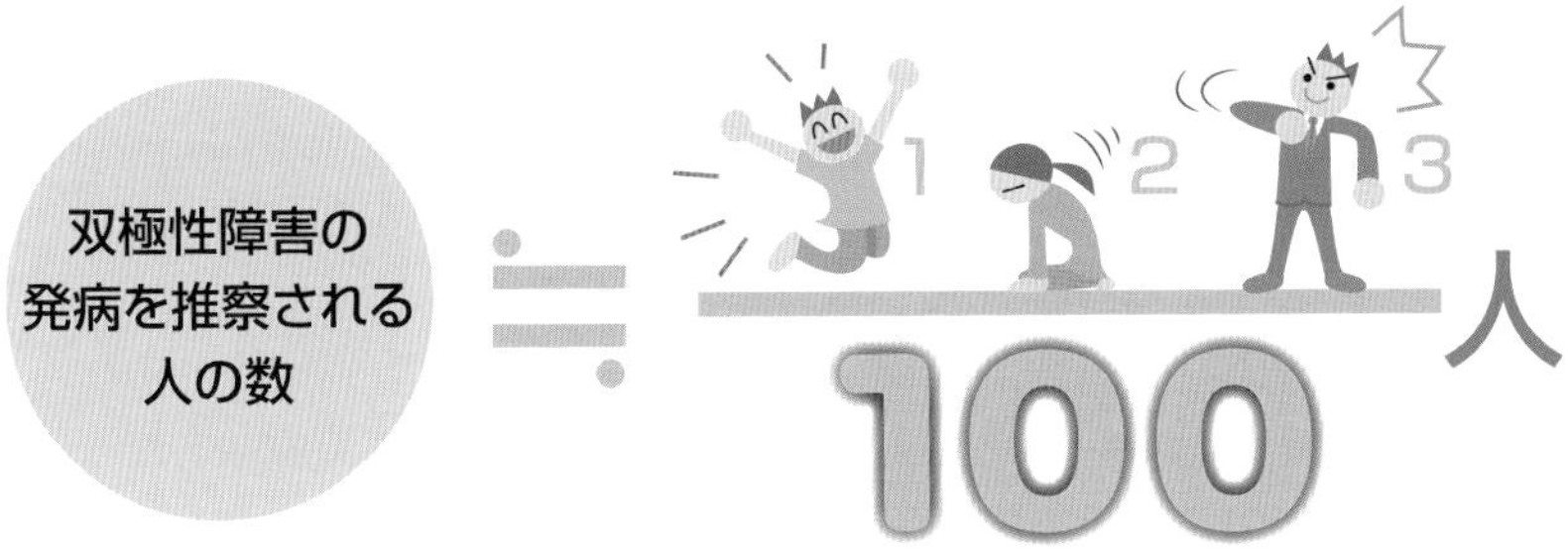
双極性障害の発病を推察される人の数
1
2
3
人
100

うつ病と誤解されているケースも含めると…

およそ100人に1～3人が、一生のうちに一度は双極性障害を発病していると推察される。男女差はほとんどない

※うつ病
およそ10人に1～2人（男性10人に1人、女性5人に1人）
男性1：女性2

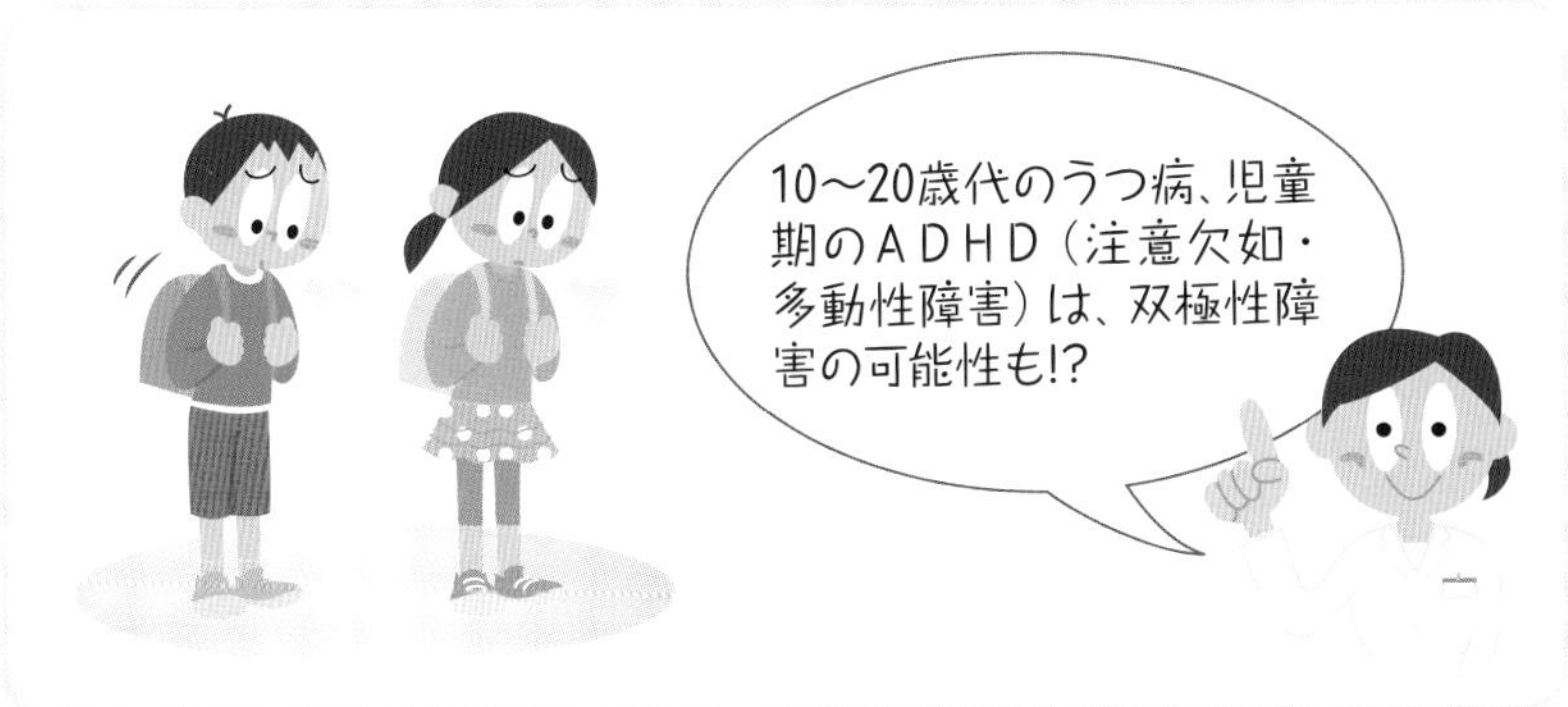
10～20歳代のうつ病、児童期のＡＤＨＤ（注意欠如・多動性障害）は、双極性障害の可能性も!?

躁状態のときの特徴

身体や行動の特徴

双極性障害の人にみられる「躁」と「うつ」とは、具体的にどんな状態なのか、それぞれ特徴をみていきましょう。

まず躁状態とは、気分が異常なほどに高揚した状態をいいます。身体面ではエネルギーに満ち溢れているため、夜になってもろくに眠らず、活動しようとします。眠ったとしても、早くに目が覚めてしまい、再び眠りに戻ることができません。この「眠らない」「眠れない」といった睡眠の障害は、躁状態のときの特徴として最もよく知られた症状の一つです。

重度の躁状態の人は、眠りたいと思わず、「眠らなくても平気」だと感じています。そのため、2～3時間眠れば元気になる、あるいは一晩中眠らず動きまわることもあります。体は消耗しているのに、本人は疲れや睡眠不足を自覚できず、さらに動きまわり、さらに体を消耗していくという悪循環に陥ります。一方、軽度～中程度の躁状態の人は、「眠りたい」と感じています。それにもかかわらず眠れないので、不眠症に悩まされます。

身体面では、そのほかにも食欲や性欲が異常に高まることがあります。性欲の亢進は、ときに性的に逸脱した行動につながることもあります。

行動面では、次々と新しい計画を立てて、動き回ります。しかし、その計画は到底達成できない無謀な計画であることが多く、結果、大きなトラブルや莫大な借金を抱えることにつながってしまうのです。

また、躁状態のときは、他人に対して過度に干渉して指図するなど、高圧的な態度をとりがちです。そのため、周囲の人と衝突したり、怒らせたりして、自分の評判を落とすことになります。

まるでブレーキの壊れた車が暴走しているかのよう

躁状態の特徴は「気分の異常な高揚」

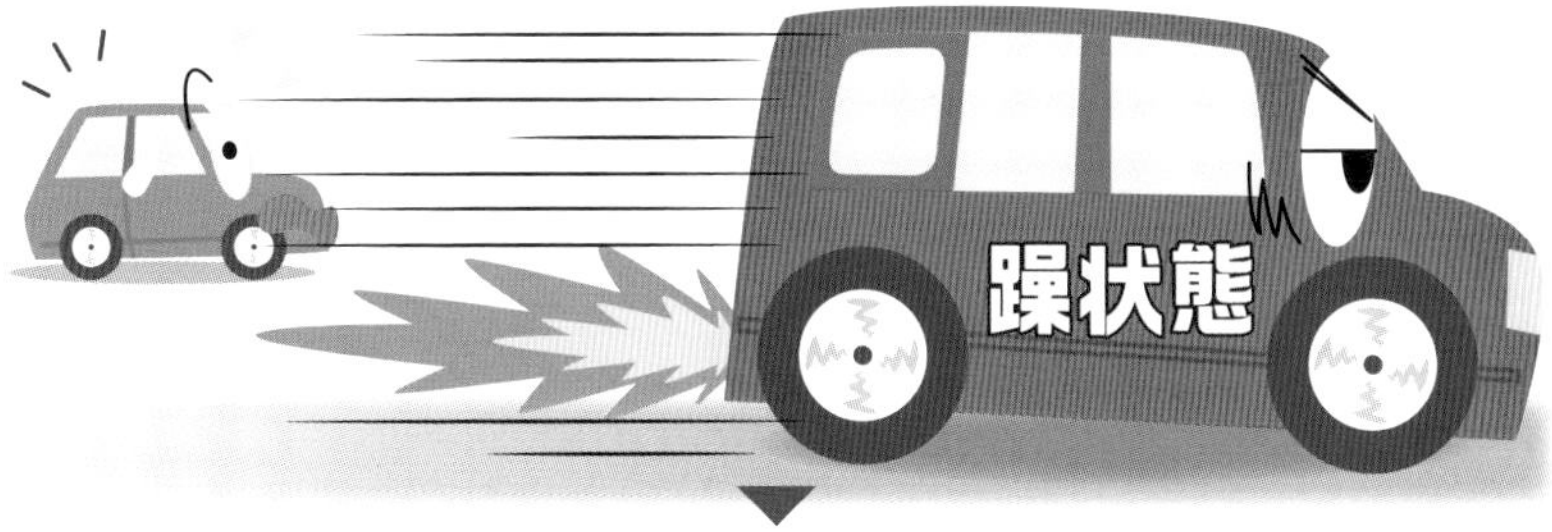
躁状態

おもな特徴は

身体面

- 眠らない、眠らなくても平気だと感じている
- 眠りたくても眠れない
- 睡眠不足によって体は消耗しているのに、その自覚がない
- 食欲が亢進する
- 性欲が亢進し、性的に逸脱することも

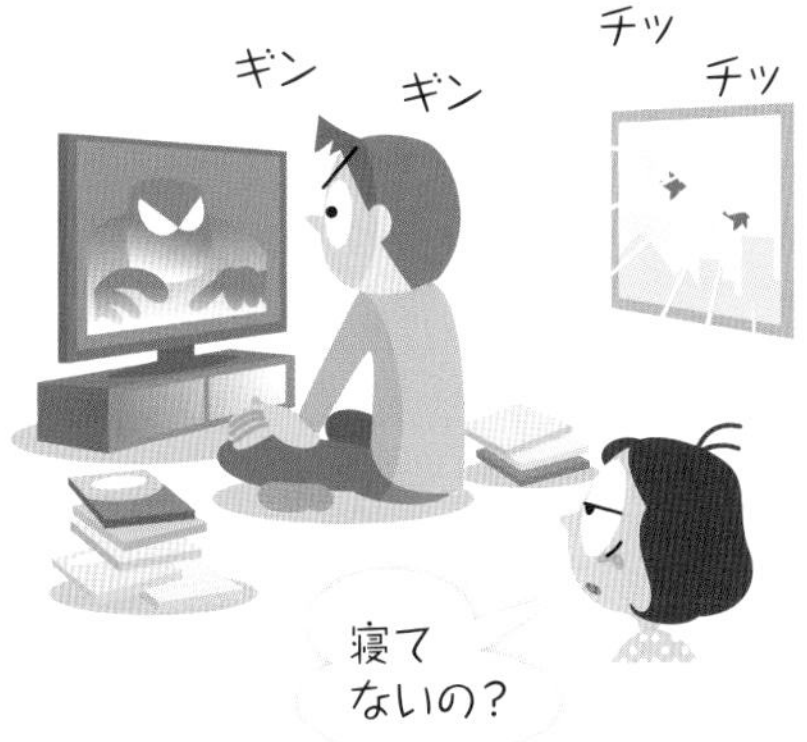
ギン
ギン
チッ
チッ
寝て
ないの？

行動面

- 達成できそうにない計画を次々と立て、動き回る
- 高額な買い物や投資をして、桁外れな浪費をしたり、莫大な借金をつくったりしてしまう
- 周囲の人に高圧的な態度をとったり、暴言を吐いたりする
- しゃべり出したら止まらない

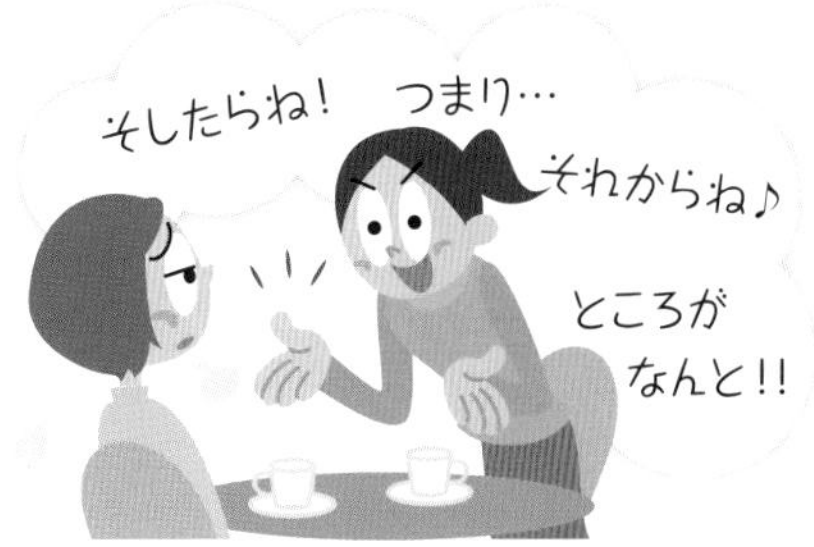
そしたらね！
つまり…
それからね♪
ところが
なんと!!

- スピード違反やあおり運転など、普段はしないような危険な行為に及ぶ

感情や思考の特徴

　躁状態のとき、本人は気分爽快で、全身にエネルギーが満ち溢れているように感じています。何でもできる、失敗などしない、自分は正しい、誰よりもえらいなどといった万能感にとらわれ、将来に不安など何もなく、明るい人生が待ち受けていると確信しているのです。

　躁状態のポジティブな思考や感情は、明らかに常軌を逸しているのですが、本人には病気であるという意識はなく、高ぶる思考や感情をコントロールすることもできません。そのため、次のような問題が起こってきます。

　自分は非の打ちどころのない完璧な人間だと思っているので、少しでも非難されたり、思い通りにならなかったりすると、イライラして怒りを爆発させることがあります。

　また、頭の中では次々と新しいアイデアが湧いているのですが、集中力や注意力は散漫になっているので、考えがまとまりません。それでいて、物事を楽観的に捉えすぎているので、重大なことも深く考えずに決断し、実行してしまいます。例えば、よく知らない相手と婚約、入籍してしまったり、選挙に立候補したり、無謀な裁判を起こしたりすることがあります。高級車を複数台購入して、数千万円、数億円単位の契約を結んでしまうこともあります。

　躁状態は怒りっぽく、攻撃的になるのが大きな特徴ですが、一方で本人はとても気分がよいので、饒舌《じょうぜつ》になります。陽気で、たえず冗談をいい、よく笑います。自信満々に熱く語るので、ときに説得力に満ちていることもあります。躁状態しか知らない人からみれば、とても魅力的な人に映るかもしれません。

　しかし、躁状態というのは、病気が引き起こしている症状です。正しく理解し、対処しなければ、人間関係の破綻や人生の崩壊につながることもあるということを知っておいてください。

本人はとても気分がよい

感情面の特徴

気分爽快、元気いっぱい

何でもできる、自分は正しい、誰よりもえらいなどといった万能感にとらわれている

他人を見下す

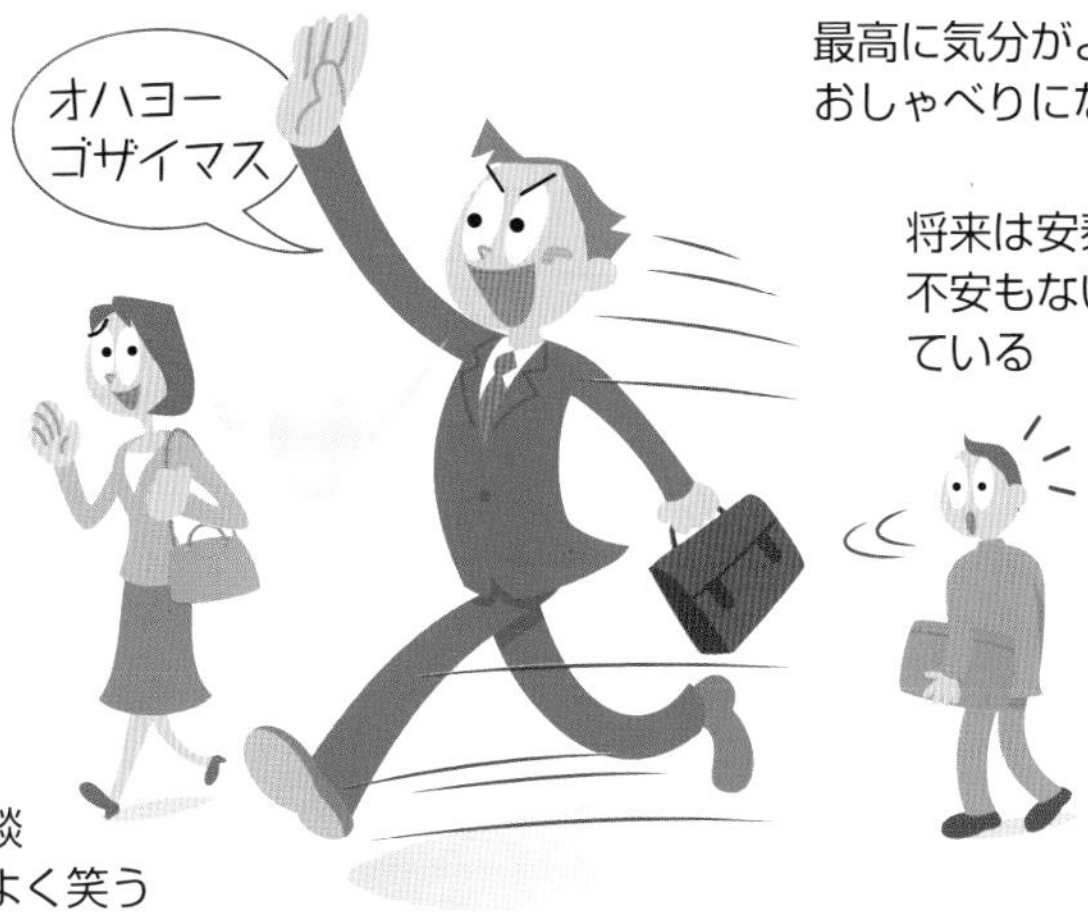

最高に気分がよく、おしゃべりになる

将来は安泰、何の不安もないと感じている

思い通りにいかないとイライラし、怒りを爆発させることもある

たえず冗談をいい、よく笑う

思考面の特徴

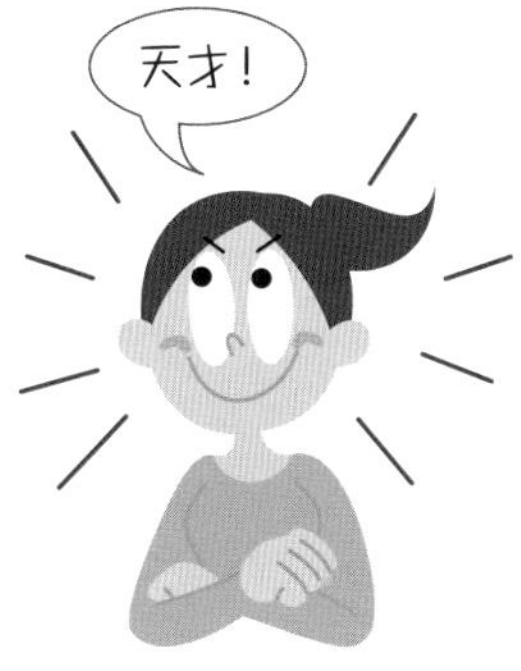

新しいアイデアが次々と湧いてくる

注意力や集中力が散漫になる

物事を楽観的に捉えすぎて、重大なことも深く考えずに決断し、実行してしまう

話し続けなければいけないというプレッシャーを感じる

誇大妄想を引き起こすこともある

病気であるという自覚がなく、受診しようとも思わない

うつ状態のときの特徴

うつ状態になると、あらゆる欲望が低下しますが、食欲も低下し、体重が減ってきます。げっそりと痩せてくるので、家族や周囲の人が異変に気づく場合もあります。ただし、うつのつらさを食べることで紛らわそうとすることがあり、その場合は体重が増えます。

行動面では、ひどい疲労感や倦怠感のため、何をするのも億劫になり、意欲が湧かなくなります。仕事や家事が手につかない、楽しかったはずの趣味にも興味が湧かない、誰にも会いたくない、話したくないといったことから、さらには入浴、食事、洗面、着替えなど基本的な日常生活への意欲も削がれ、生活に支障を来すようになります。また、全身の動きが弱く、のろくなることもあります。

一方で、些細なことにイライラしたり、ソワソワして意味もなく歩き回ったりすることもあります。

身体や行動の特徴

躁状態の対極にある症状がうつ状態です。エネルギーに満ち溢れ、思いつくままに次々と行動に移す躁状態に対して、うつ状態では心身のエネルギーが枯渇してしまったかのように、あらゆることに対して意欲を失ってしまいます。

身体面では、不眠、体重の増減、ひどい疲労感や倦怠感《けんたい》など、様々な不調がみられます。

不眠は躁状態でもみられる症状ですが、うつ状態のときの不眠は少し違います。躁状態では、多くの場合、本人は眠りたいと思わず、眠らなくても平気だと感じています。しかし、うつ状態では、ぐっすり眠りたいのに眠ることができません。そのため、かなりの苦痛をともない、そのつらさは一般的な不眠症よりも大きいといいます。

あらゆる意欲を喪失し、何もかもが億劫に…

うつ状態の特徴

身体面

- 夜中や早朝に目が覚めて、眠れなくなる
- 眠りが浅く、何度も目が覚めて熟睡できない
- あらゆる欲望が低下する
- 食欲が低下し、痩せてくる
- つらさを紛らわすために食べすぎて、太ってくる
- どうしようもない疲労感や倦怠感があり、起きていられない
- 動きがゆっくりになる

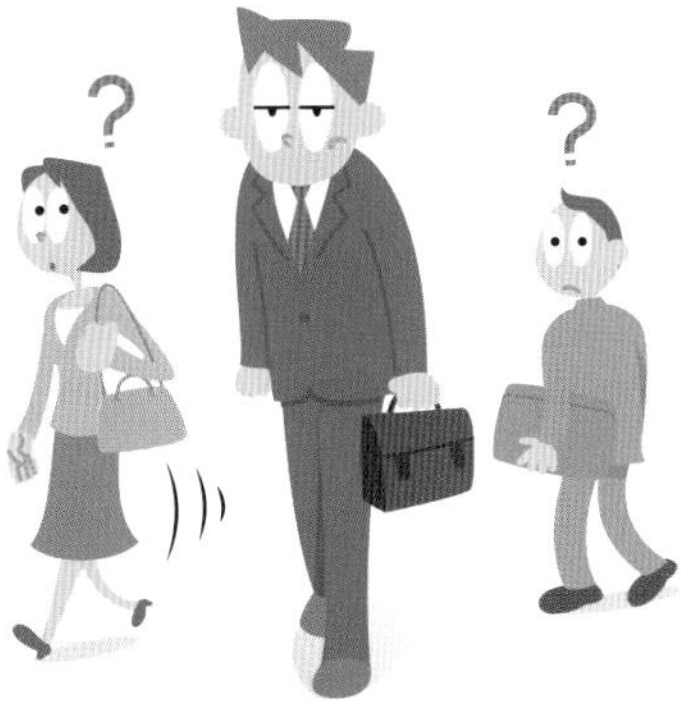

- 頭痛、めまい、手足のしびれ、肩こり、腰痛、関節痛、吐き気、腹痛、便秘・下痢、口の渇きなど、多彩な症状がみられる

行動面

- あらゆることへの意欲が湧かず、仕事や家事、趣味、入浴や食事、着替えなど基本的な生活すらも億劫になる

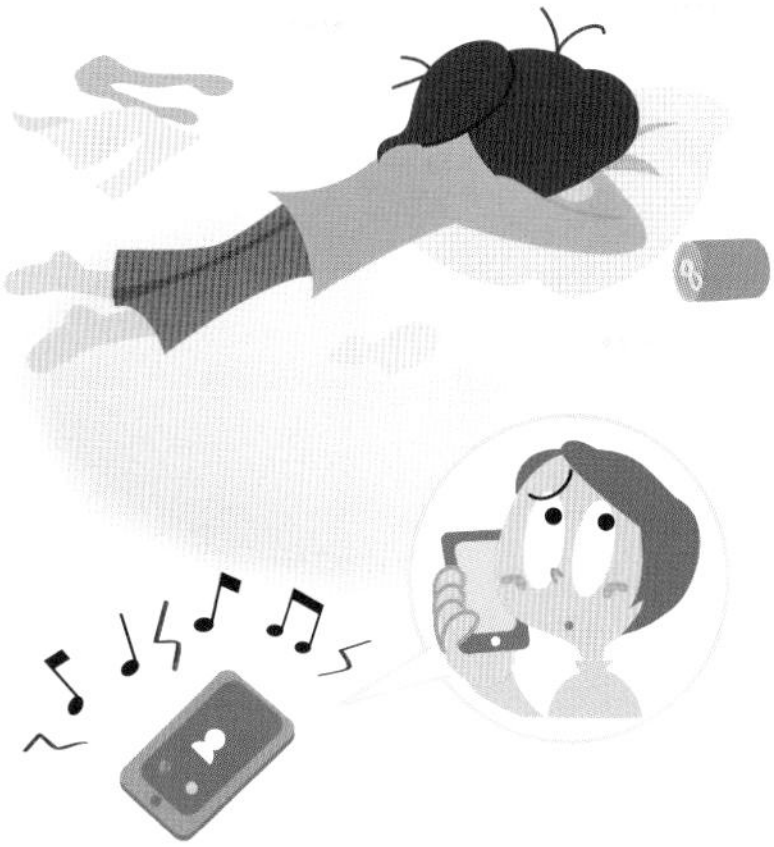

- 誰にも会いたがらず、人付き合いが悪くなる
- 些細なことにイライラする
- ソワソワして意味なく歩き回る

感情や思考の特徴

うつ状態になると、どうしようもない気分の落ち込みが一日中、ほぼ毎日続きます。何を見ても、何を聞いても、何を食べても、うれしい、楽しい、おいしいなどといったプラスの感情はおよそ湧いてきません。絶望感や無力感に苛《さいな》まれ、「この世から消えてしまいたい」とまで思ってしまうこともありえす。このような胸が苦しくなるほどのつらさは、永遠に続くのではないかと感じられ、さらにつらくなってしまうのです。

また、うつ状態では、悲観的な思考が頭の中をぐるぐる回ります。「どうしようもなく憂うつでつらい…」→「仕事も家事もしたくない」→「でも迷惑をかけるから休めない」→「頑張らなければ…」→「やっぱり頑張れない」→「自分はダメな人間だ」→「つらい」→「休みたい」→「休めない」→……という悪循環に陥るのです。

この憂うつやつらさをきっかけに、悲観的な思考がくり返される〝ぐるぐる思考〟は、うつ病やうつ状態の患者さん特有の思考といえます。どこかで断ち切ることができればよいのですが、うつ状態ではそれができません。ぐるぐる思考をくり返すうちに、さらにつらく、さらに悲観的になっていきます。

そして、ぐるぐる思考から抜け出せないと、「何をやっても無駄だ」と絶望感を抱くようになり、さらに状態が悪化すると、感情そのものが揺れ動かず、つらさや悲しみすら感じなくなってしまいます。そうなると、何もかもが空しいだけです。生きていることの意味を感じられなくなり、「死」へ考えを巡らせるようになります。

うつ状態では、あまりのつらさに「死ねば楽になる」と考えたり、自己否定や罪悪感から「自分は生きている価値がない」と考えることもあります。最悪の事態を防ぐためにも、早期に受診し、適切な治療を受けることが重要です。

うつ状態の感情と思考

感情面の特徴

- どうしようない気分の落ち込みやつらさが一日中、毎日続く
- 絶望感や無力感に苛まれる
- 楽しい、うれしいなどといったプラスの感情が一切湧いてこない
- ちょっとしたことにイライラする
- 自責の念にかられる
- 感情そのものがなくなり、つらさすら感じなくなる

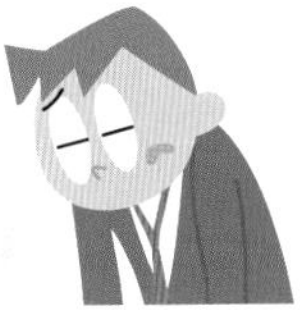

思考面の特徴

- 物事を前向きに捉えることができず、悲観的なことしか考えられない
- 将来には何の希望もなく、自信もない
- 思考力や集中力が減退し、決断ができない
- 自己否定的な考えや罪悪感にとらわれる
- 〝ぐるぐる思考〟から抜け出せない
- 自殺を考える

〝ぐるぐる思考〟とは
うつ状態の患者さん
特有の思考

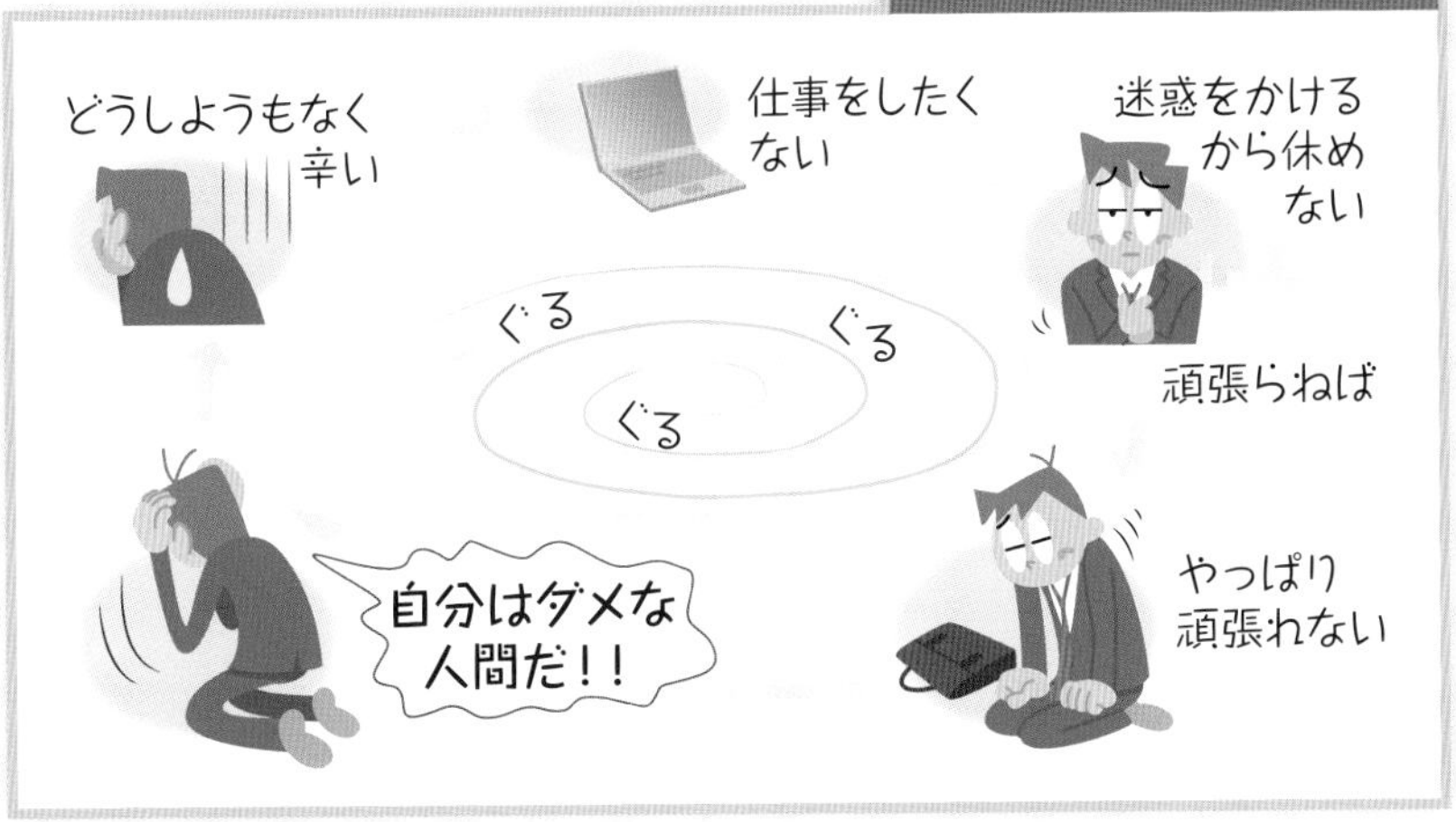
どうしようもなく
辛い
仕事をしたく
ない
迷惑をかける
から休め
ない
ぐる
ぐる
ぐる
頑張らねば
自分はダメな
人間だ!!
やっぱり
頑張れない

周囲の人たちの困惑

家族や職場の人が抱える問題

　双極性障害という病気は、本人はもちろん、家族にとってもつらい病気です。ただ、病気の受け止め方が本人と家族では一致しないため、つらい気持ちを共有するのが難しいのです。

　うつ状態のとき、本人は動くこともままならず、一日中塞ぎ込んでいます。本人は大変苦しく、家族も心配し、戸惑うことでしょう。しかし、躁状態のときを思うと、180度人が変わって落ち着いていると感じられることすらあります。躁状態のときは、それほどまでに家族や周囲の人が振り回されるということです。

　躁状態のときの患者さんは、病気だという自覚がなく、すべてにおいて自分は絶対に正しいと思っています。家族をバカにしたり、傷つけたりするようなことを言い続け、さらには多額の借金をつくったり、飲酒運転やスピード違反など法を犯すようなことをしたりしても、躁状態の患者さんは反省しません。叱ったり、制止したりしようものなら、やれ「虐待だ!」「訴えてやる!」などと逆ギレされるのです。家族は心身ともに疲れ果てるだけでなく、経済的・社会的負担をこうむることになります。

　また、このような負担は、職場にも及びます。できもしない契約を結んでしまったり、会社のお金を使い込んだり、上司の立場にある場合は、突然部下を解雇してしまうこともあります。会社は取引先に頭を下げて回ったり、法的な後始末に追われたりと、その損害は計り知れません。

　躁状態の患者さんの行きすぎた行動を止めるのは、難しいものです。場合によっては、入院という措置がとられることもあります。

病気の受け止め方が本人と家族で一致しない

「本人」が躁状態のとき

本人は元気いっぱい

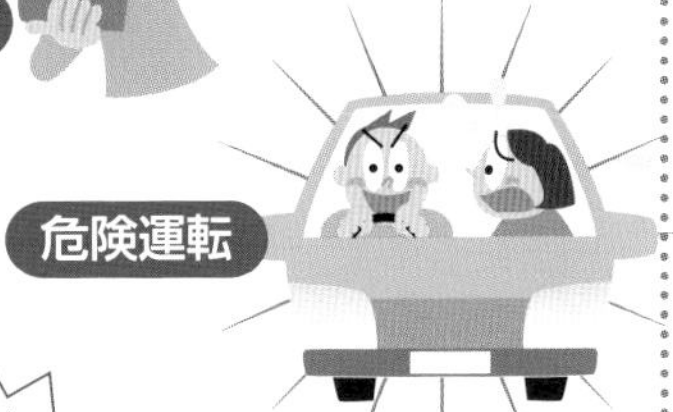

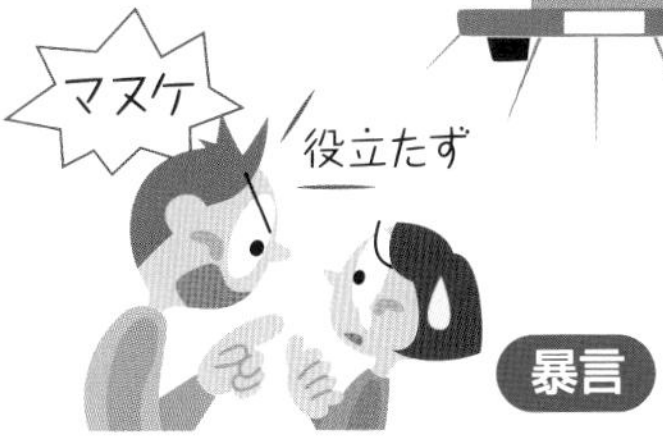

でも家族は……

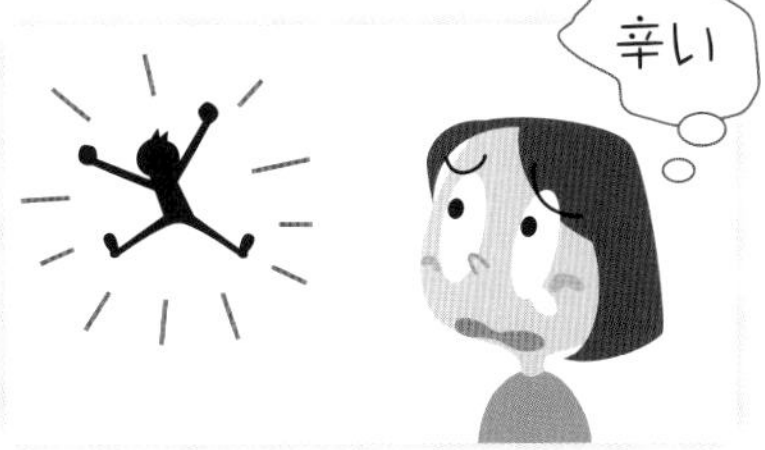

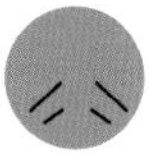

「本人」がうつ状態のとき

本人は辛い

でも家族は……

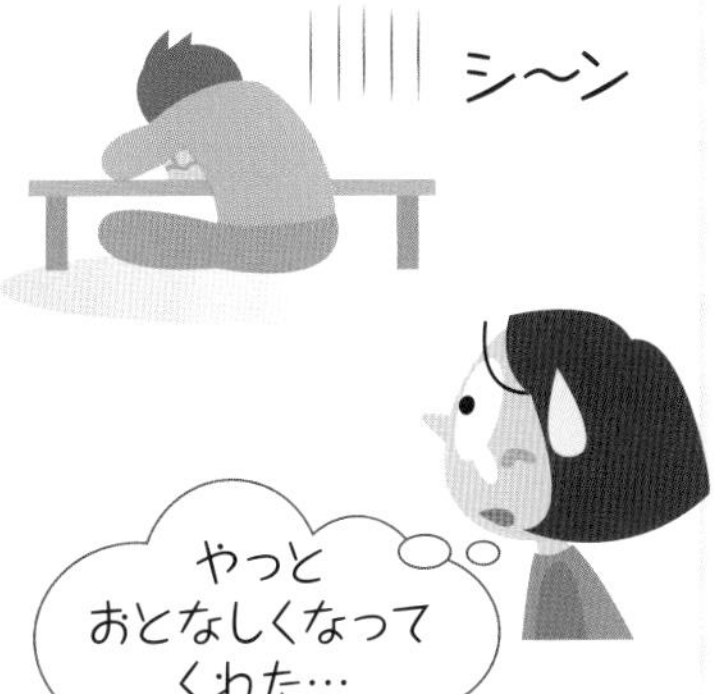

「本人」は苦しいが、家族は重い躁状態に比べると対応しやすいと思えることすらある

患者本人が失うものは大きい

人間関係や社会的地位の損失も

双極性障害は、本人の人生にも大きな影響を及ぼします。そして、問題を深刻化させるのは家族と同様、躁状態のときです。何もやる気が起こらず、家に閉じこもりがちになるうつ状態とは打って変わって、躁状態では常軌を逸するほど活動的になります。しかも、常識外れな行動や言動をくり返してしまうため、あちこちでトラブルを起こすことになります。

例えば、躁状態になると、夜になっても眠りたいと思わないので、深夜でもおかまいなしに友人や知人に電話をかけまくることがあります。電話の相手をしつこく責めたり、人の悪口や明らかに嘘だとわかるような自慢話を一方的に延々としゃべり続けるのです。こんなことが毎晩のように続くと、さすがに友人、知人は次第に距離を置くようになるでしょう。また、寝ないで活動するため、体を壊す人もいます。

クレジットカードを使って買い物をしまくり、自己破産に追い込まれたというケースも少なくありません。浮気相手に高額なプレゼントをして散財するケースもあります。お金や男女関係のトラブルは、最も離婚に発展しやすいものです。職場では、前項でも述べたように、取引先にできもしない約束をしてしまったり、お金を使い込んだりすることがあります。事の重大性によっては、信頼を失うだけでなく、解雇されて職を失うことになるでしょう。

躁という症状は、元来の性格に拍車がかかっただけ、あるいはうつが治って元気になったかのように見えることがあります。しかし、より深刻な問題を引き起こすのは、実は躁の症状だということを理解しておいてください。

躁の症状が引き起こすトラブル

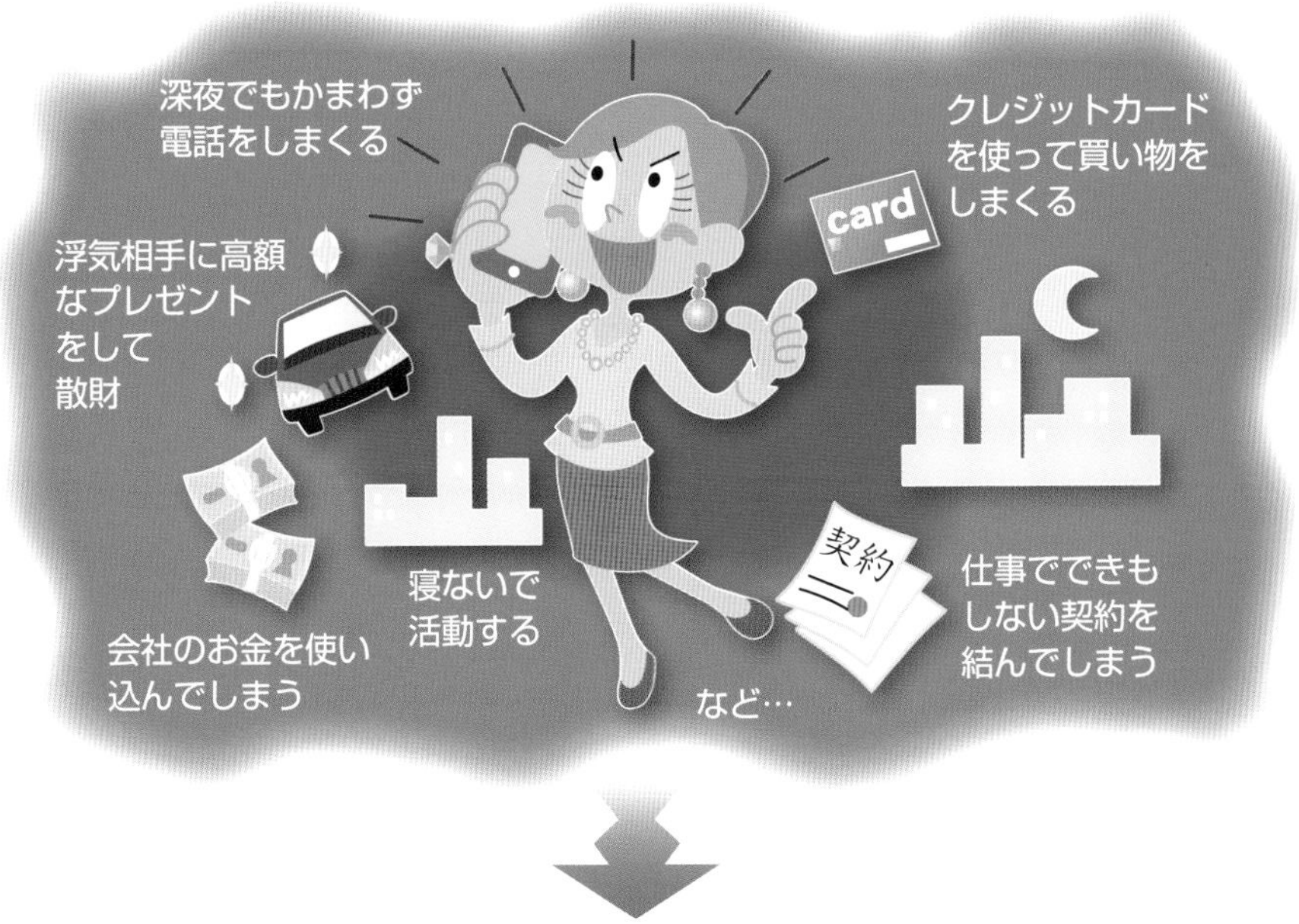
深夜でもかまわず
電話をしまくる
クレジットカード
を使って買い物を
しまくる
card
浮気相手に高額
なプレゼント
をして
散財
会社のお金を使い
込んでしまう
寝ないで
活動する
など…
契約
仕事でできも
しない契約を
結んでしまう

でも「本人」が失うものは図りしれない…

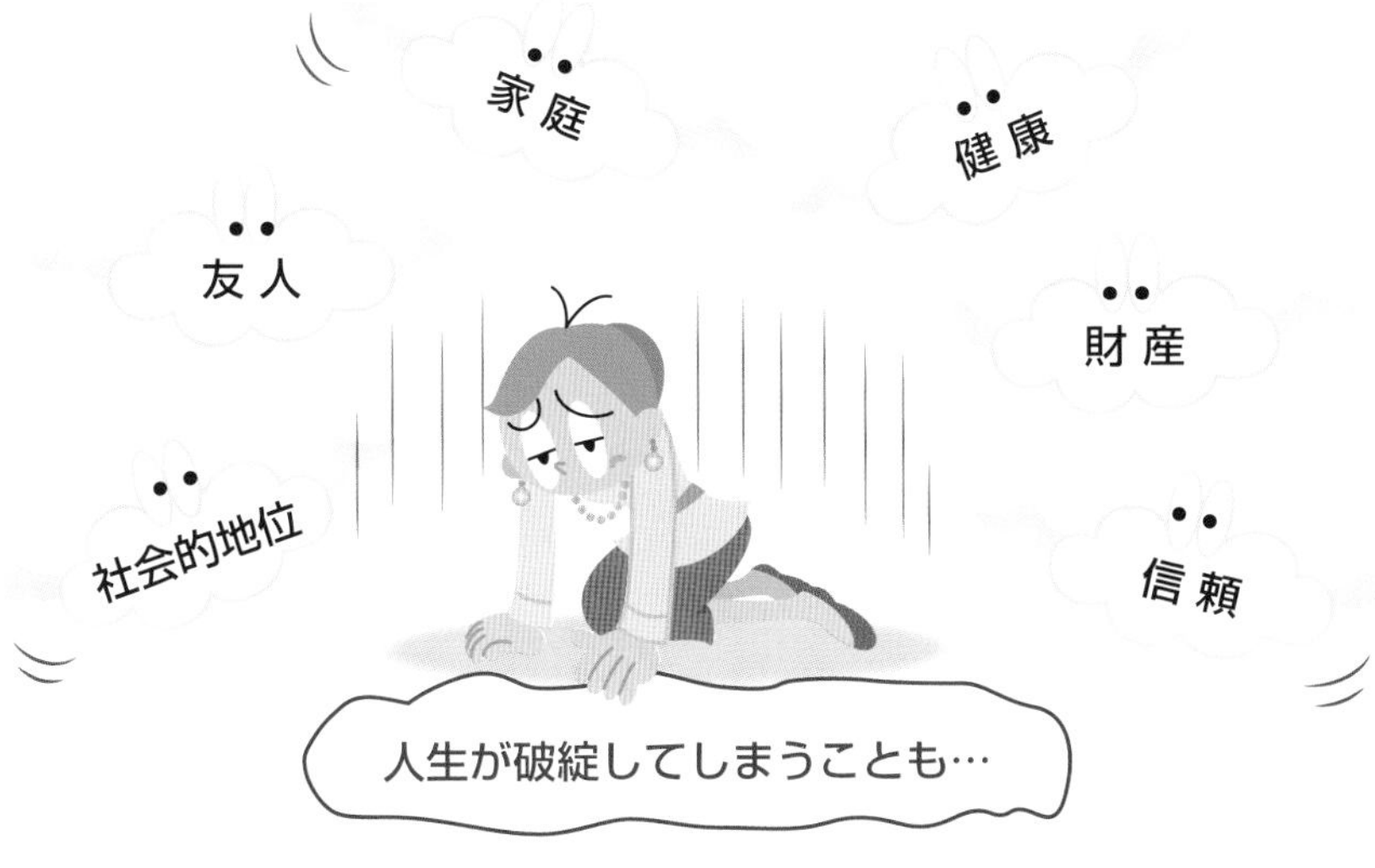
家庭
健康
友人
財産
社会的地位
信頼
人生が破綻してしまうことも…

どうして発病するのか？

さまざまな原因・誘因が考えられる

双極性障害は、極端に気分が揺れ動く病気なので、心や性格の問題だと思われがちですが、そうではありません。また、症状が行動や言動に現れるため、「心をあらためれば治せるはずだ」と思われる人もいるようですが、これも間違いです。

双極性障害は、脳の機能の不具合によって起こる「脳の病気」です。その発症メカニズムは、はっきりと解明されてはいませんが、いくつかの要因が複雑に絡み合って発症すると考えられています。

なかでもとくに深く関わっているとされるのが、遺伝子です。遺伝子といっても、双極性障害は親から子へと単純に遺伝する病気ではありません。双極性障害の発症に関わる遺伝子は複数あることがわかっており、これらが組み合わさることで発症すると推測されています。

そのほかにも、脳内の神経伝達物質*や神経細胞の変化、成育環境なども、原因の1つとして関わっていると考えられています。

直接の原因ではありませんが、ストレスは発症や再発の大きなきっかけになります。仕事、人間関係、怒り、悲しみ、不安など、日常生活では様々なことがストレスになりますが、嫌なことやつらいことだけがストレスではありません。結婚や出産、昇進や進学など、喜ばしい出来事がストレスになることもあります。

また、生活リズムの乱れが再発や悪化の引き金になることもあります。双極性障害では、一晩徹夜をしただけで再発し、翌朝には別人のようになってしまうことがあるのです。双極性障害を治療していくうえでは、生活リズムを整えることも大切です。

用語解説　神経伝達物質　脳の神経細胞が情報を伝達するために放出する物質のこと。ドーパミンやセロトニン、アセチルコリンなど様々な種類が発見されている。

発病の原因や誘因は？

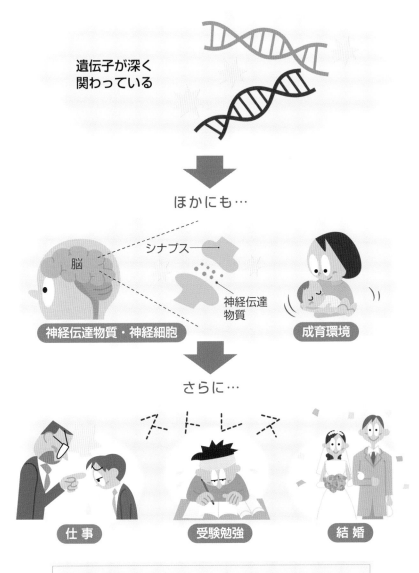

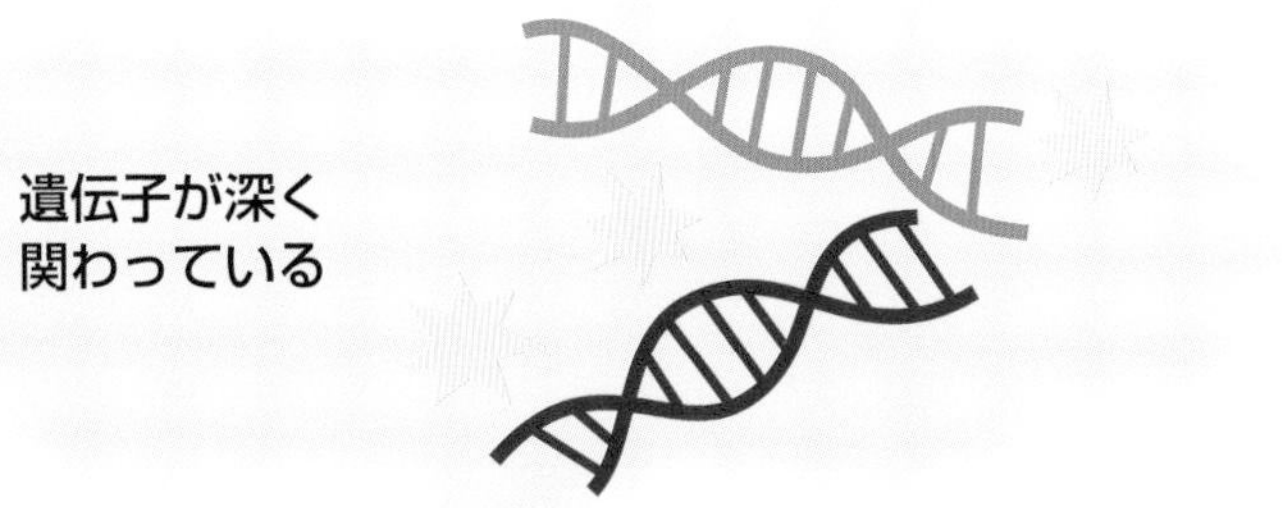

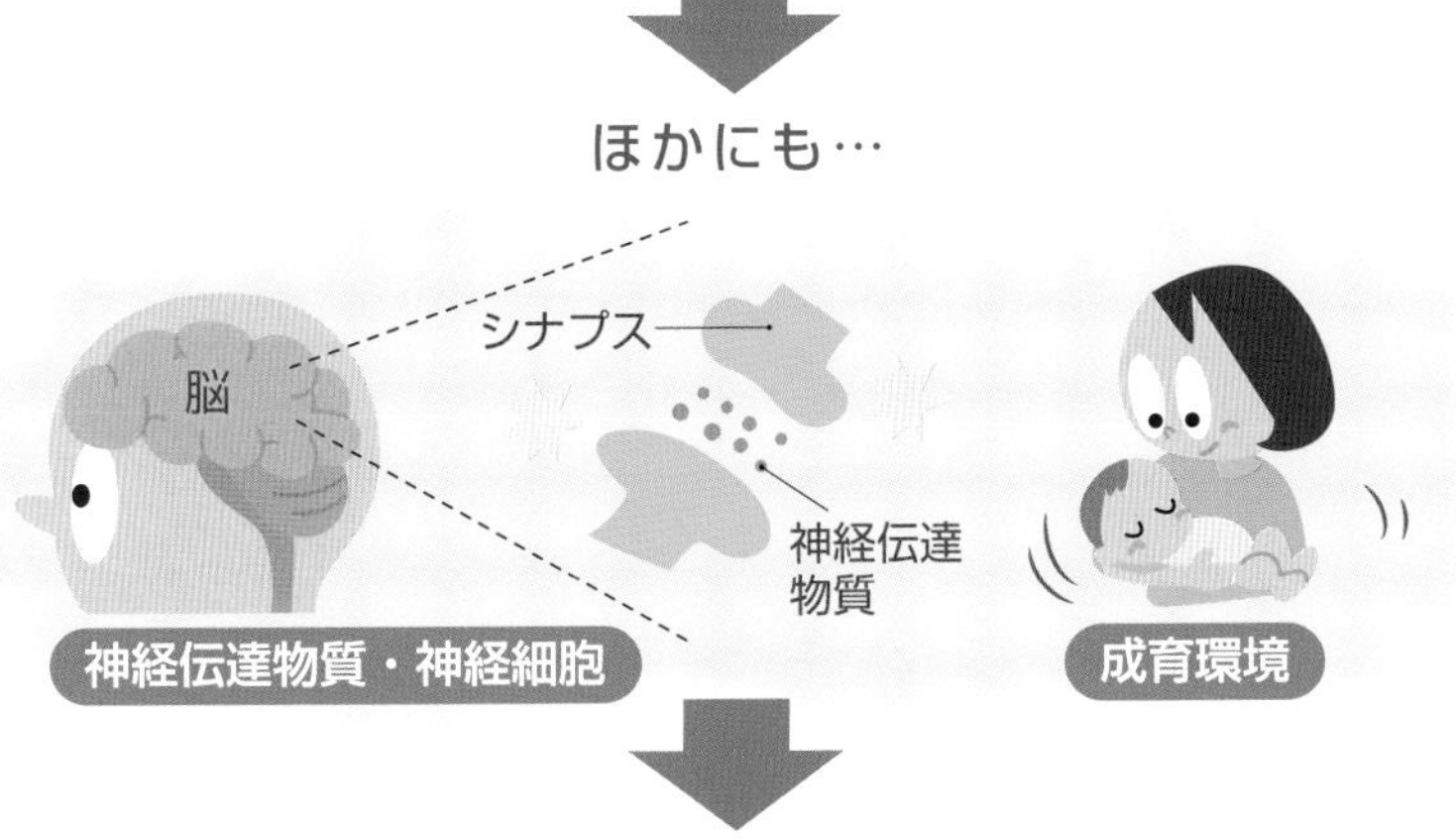

直接の原因ではないが、ストレスが発症の大きな
〝きっかけ〟になることも!!

早期発見・早期治療が重要

うつ病と間違いやすいが、別の病気

どんな病気にもいえることですが、病気が長引いたり、再発をくり返したりすると、体に負担がかかるだけでなく、社会生活にも支障を来します。双極性障害の場合は、とくに躁状態のときの社会的影響が大きく、しばしば人生に深刻なダメージを与えます。患者さんの社会的生命を守るためにも、できるだけ早期に発見し、早期に治療を始めることが何よりも重要なのですが、双極性障害は診断を確定するのが難しく、適切な治療を受けるまでに時間がかかることが多いのです。

双極性障害は、うつ状態で発症することもあれば、躁状態で発症することもあります。しかし、多くの患者さんは、うつ状態のときに受診します。うつ状態は本人にとって大変つらく、病気として認識されやすいからです。また、最近はうつ病に関する情報がメディアなどでも溢れているので、家庭や職場でも、うつ状態に陥っている人がいれば、受診を促すケースが増えています。

こうしてうつ症状を訴えて受診すると、多くはうつ病と診断され、うつ病の治療が開始されます。病名は違っても同じうつなのだから、うつ病の治療を施せば、うつ状態には効くのではないか？と思われるかもしれませんが、これは大きな間違いです。うつ病と双極性障害は、うつ状態に陥るという点では似ていますが、実は異なる別の病気で、治療に用いる薬も異なります。うつ病の薬だけで治療すると、双極性障害のうつ状態はよくならないばかりか、かえって躁状態を悪化させてしまうことがあるのです。

なかなかよくならないうつ病は、双極性障害の可能性を疑ってみる必要があります。

うつ病と間違われやすい双極性障害

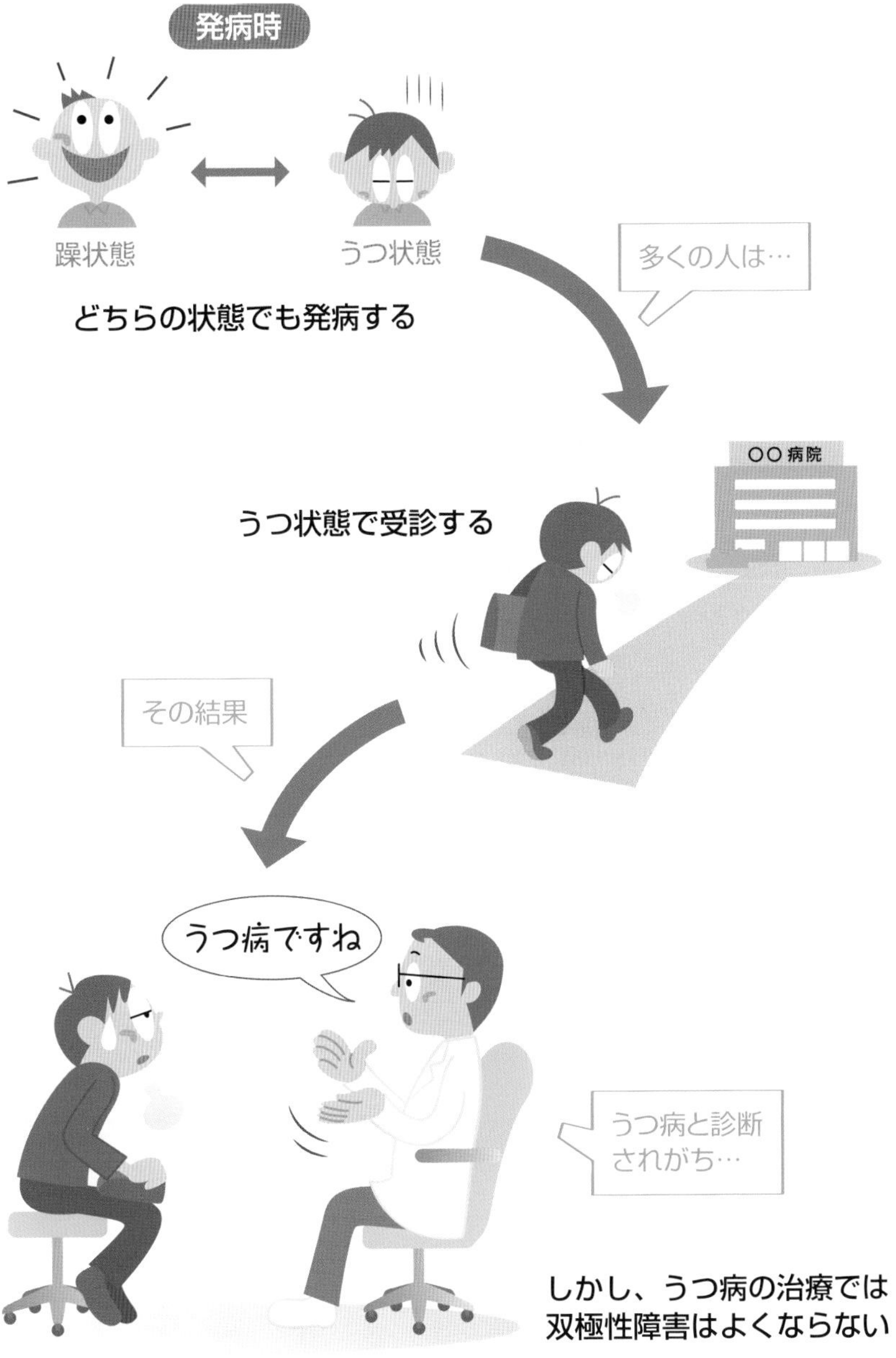
発病時
躁状態
うつ状態
どちらの状態でも発病する
多くの人は…
〇〇病院
うつ状態で受診する
その結果
うつ病ですね
うつ病と診断
されがち…
しかし、うつ病の治療では
双極性障害はよくならない

躁のときは調子がいいと思い込んでいる

双極性障害として適切な治療を受けるためには、躁状態を見逃さないことが何よりも重要なのですが、そこには躁状態は病気として認識されにくいという問題があります。

躁状態のときの患者さんは、エネルギーに満ち溢れ、むしろ調子がいいと思い込んでいます。家族や周囲の人は振り回され、困惑しているのですが、双極性障害という病気や躁状態についての知識がないと、破天荒な行動や言動は性格の問題としてとらえがちです。つまり、躁状態を誰も病気として認識していないので、なかなか受診にたどり着かないのです。

また、前項のような経過で受診・通院していても、躁状態になったという自覚がないので、躁状態の存在を医師に伝えることができません。それでも医師は、双極性障害の可能性を視野に入れて問診するのですが、診断を確定するのは専門医でもなかなか難しいのです。

このような背景は、双極性障害の治療を困難にするとともに、病気を長期化させる一因にもなっています。双極性障害はうつ病に比べて再発率が高く、病状をコントロールするためには長期に渡って薬を飲み続ける必要があります。しかし、双極性障害と診断され、適切な治療が開始されても、躁状態になったときに「治った」と思い込み、治療を止めてしまうことがあるのです。

躁状態のときの患者さんは、自分をコントロールすることができません。患者さんの様子を冷静に見て、判断できるのは、家族や友人など身近にいる人です。次項（34頁）のセルフチェックを参考に、患者さんの異変に気づいたら、本人に受診をすすめるようにしてください。

もちろん、患者さん自身も、病状が落ち着いているときに病気に対する理解を深め、病識を正しく持つことが大切です。

躁状態のときには自分の異常さに気がつかない

職場では…

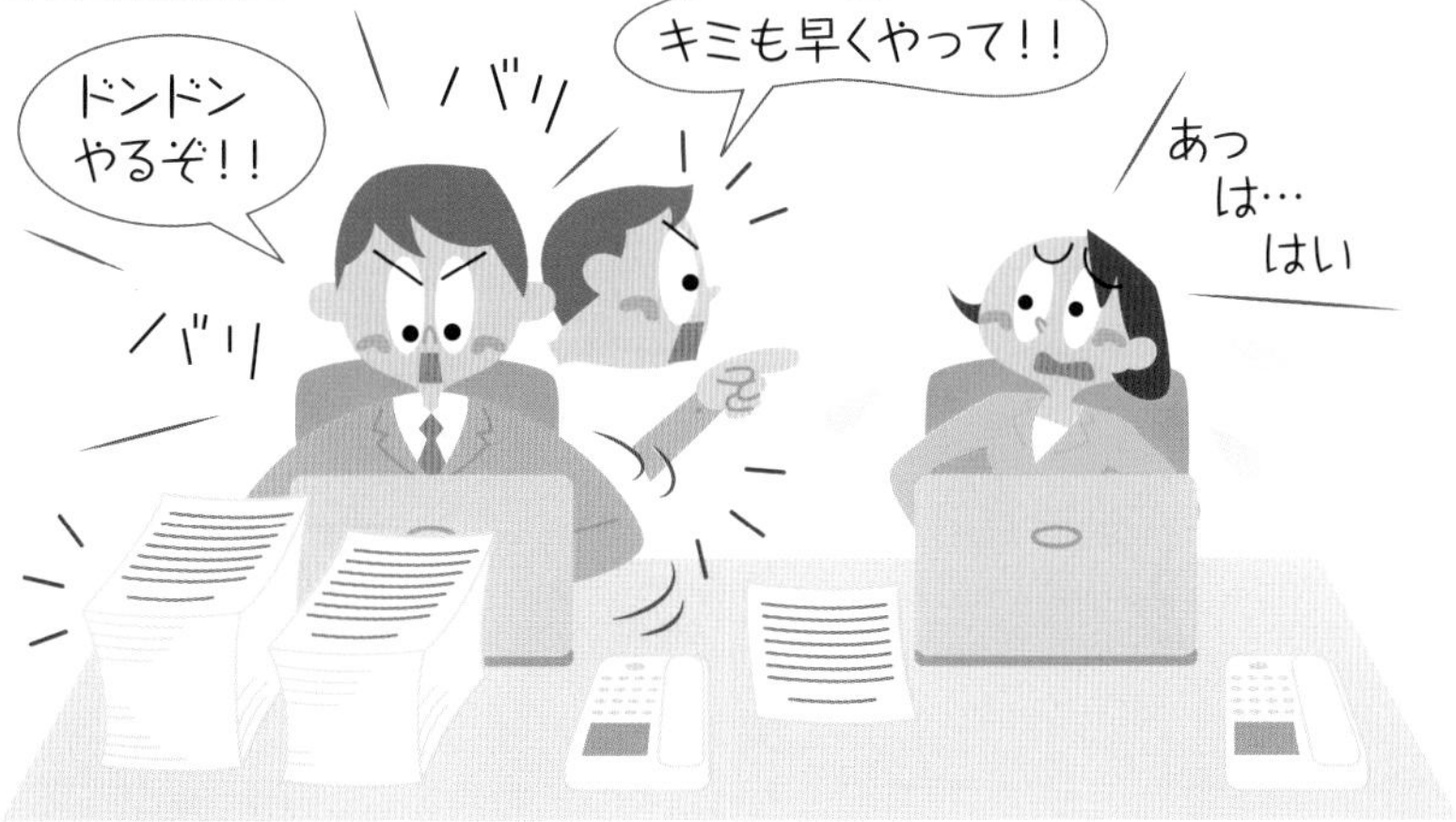
ドンドン
やるぞ!!
バリ
バリ
キミも早くやって!!
あっ
は…
はい

家庭では…

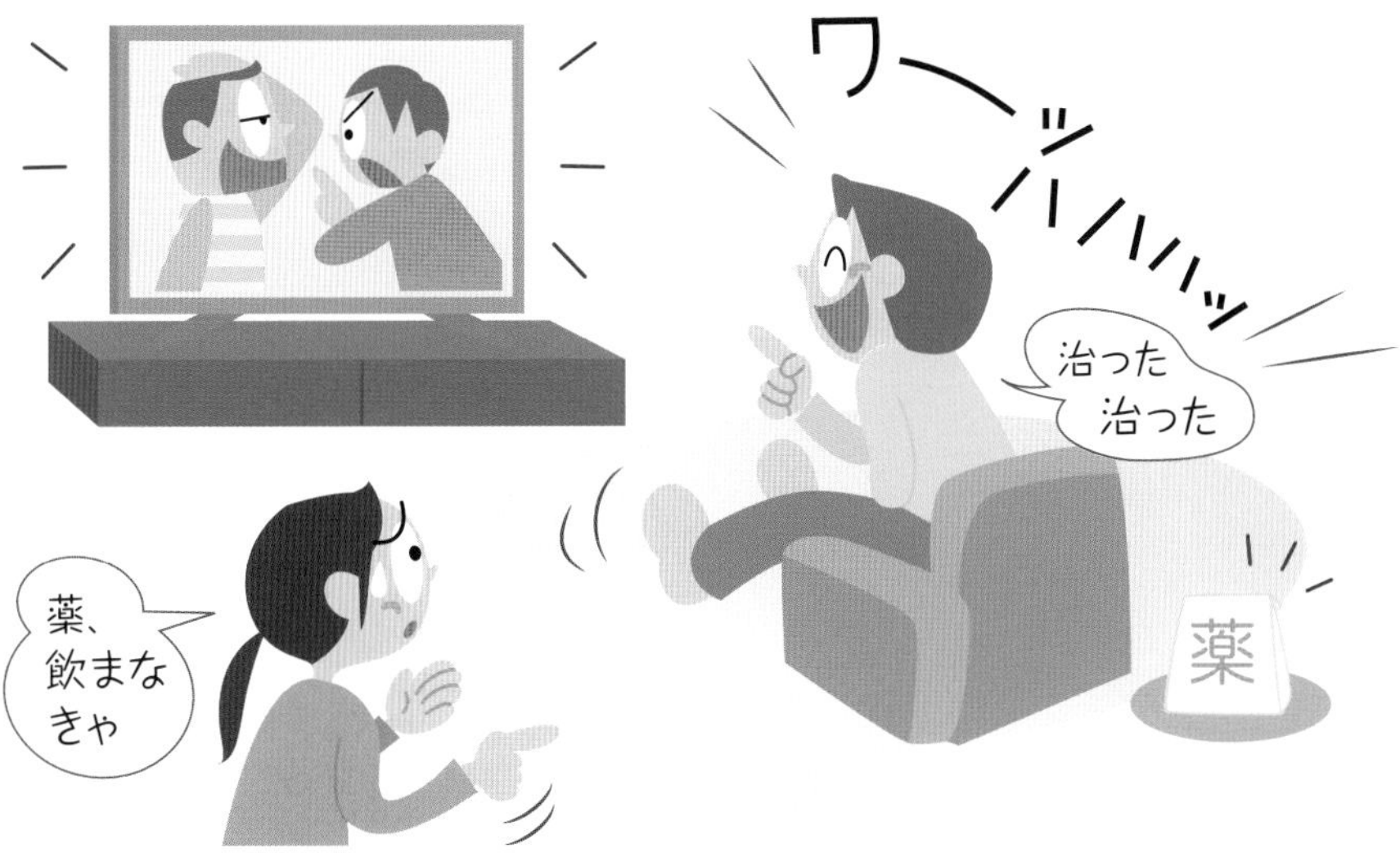
ワーッ
ハハハッ
治った
治った
薬、
飲まな
きゃ
薬

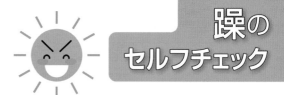

躁のセルフチェック

質問 1　次の項目にあてはまりますか？

- [ ] 1. 異常なハイテンションや開放感が1週間以上続いている
- [ ] 2. 異常なほどイライラしたり、怒りっぽくなったりしている状態が1週間以上続いている

● どちらもあてはまらない人は、病的な躁ではありません

1と2のいずれか、または両方あてはまる人は質問②へ

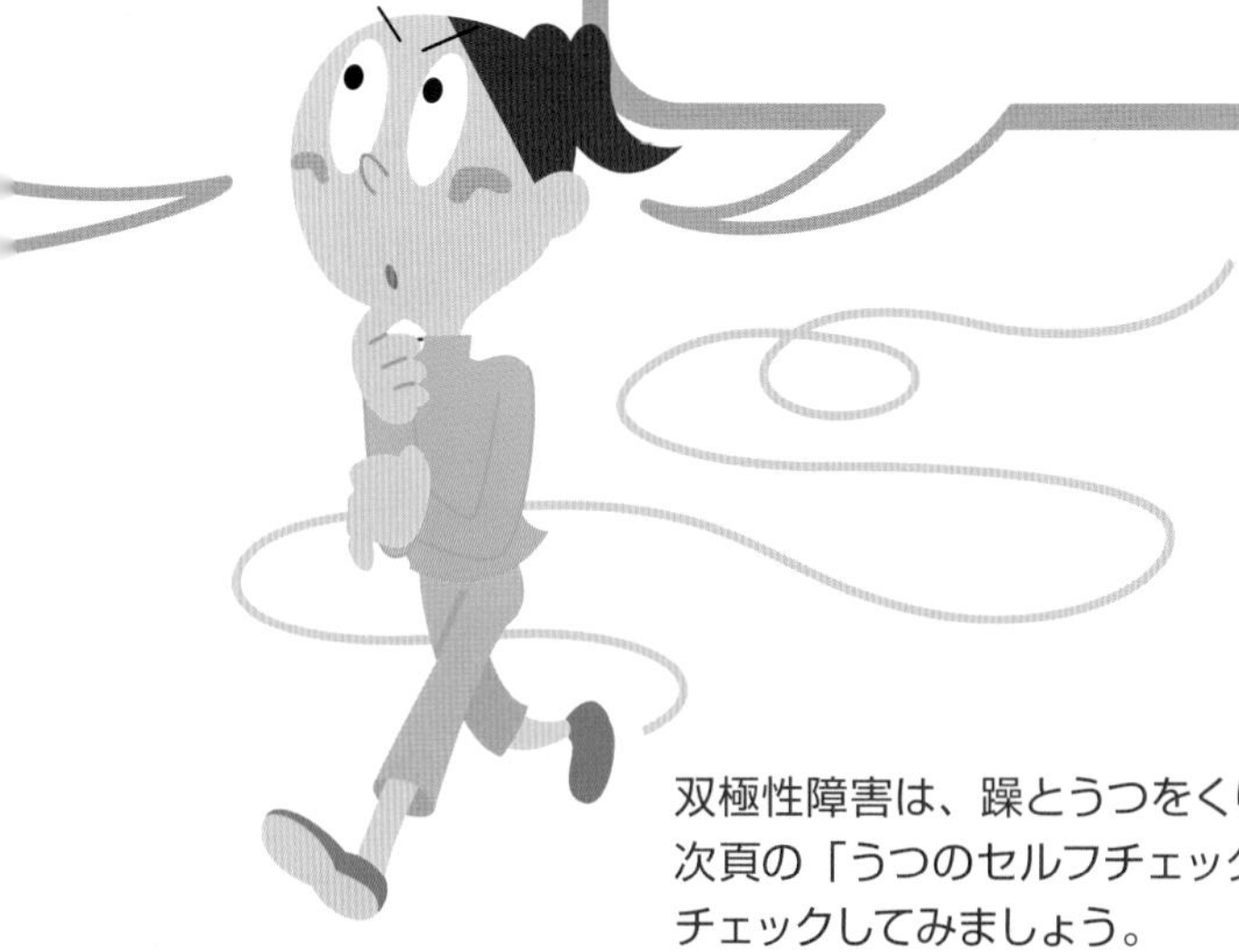

双極性障害は、躁とうつをくり返す病気です。次頁の「うつのセルフチェック」も合わせてチェックしてみましょう。

質問2 次のうち、いくつあてはまりますか？

- □ 強すぎる自尊心、または非現実的な優越感がある
- □ 睡眠をとらなくても平気
- □ 普段よりも饒舌になっている、あるいは「しゃべり続けなければならない」というプレッシャーにかられている
- □ 考えが飛躍したり、色々な考えが頭の中を駆け巡っているように感じる
- □ 注意力が散漫になっている
- □ 仕事、学業、性的なことのいずれかにおいて、目的に向けた活動が増えた、あるいは焦って活動している
- □ あとで後悔したり、苦しむことがわかっていても、快楽的な活動を過剰にしてしまう

- 質問①で「両方」または「1にあてはまる」と答えた人で、3つ以上の人は、病的な躁が疑われます
- 質問①で「両方」または「1にあてはまる」と答えた人で、2つ以下の人は、病的な躁ではありません
- 質問①で「2にあてはまる」と答えた人で、4つ以上の人は、病的な躁が疑われます
- 質問①で「2にあてはまる」と答えた人で、3つ以下の人は、病的な躁ではありません

＊DSM-5「躁病エピソード」を基に作成

うつのセルフチェック

質問1

最近2週間で、次のうち、いくつあてはまりますか？

- □ ほとんど毎日、一日中憂うつでしかたない
- □ ほとんど毎日、一日中何をやってもつまらない、喜びを感じない

●2つ、または1つの人は質問②へ

●0の人は、病的なうつではありません

質問3

質問①②の症状のために、ひどく苦しく、仕事や家事、学業などに支障を来していますか？

●「はい」と答えた人は、病的なうつが疑われます

●「いいえ」と答えた人は、病的なうつではありません

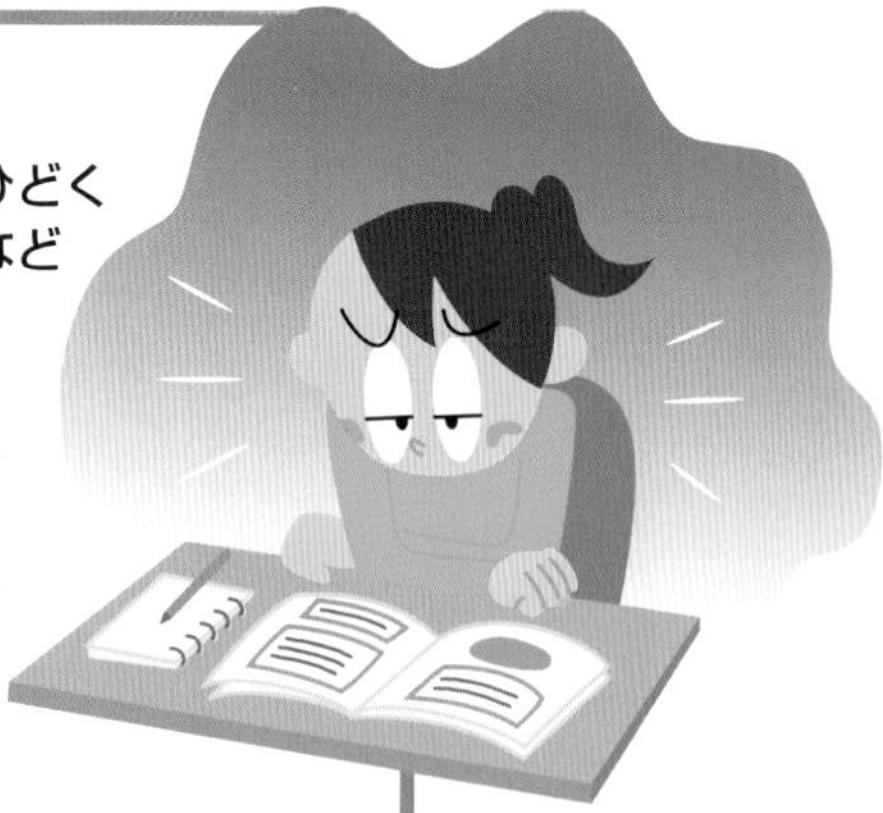

質問 2

最近２週間で、次のうち、いくつあてはまりますか？
※もともとそのような傾向がある場合は数えない

- [ ] ほとんど毎日、ひどく食欲がない、あるいは逆に食欲がありすぎる
- [ ] ほとんど毎日、眠れない、あるいは眠りすぎている
- [ ] ほとんど毎日、イライラしてしかたない、あるいは動きが低下している
- [ ] ほとんど毎日、疲れやすくてしかたない
- [ ] いつも「自分はどうしようもない人間だ」「悪い人間だ」などと考えてしまう
- [ ] 考えが進まず、集中力や決断力が落ちた状態が続いている
- [ ] 「死んだ方が楽だ」と考える

- 質問①で「2つ」と答えた人で、3つ以上の人は質問③へ
- 質問①で「2つ」と答えた人で、2つ以下の人は病的なうつではありません
- 質問①で「1つ」と答えた人で、4つ以上の人は質問③へ
- 質問①で「1つ」と答えた人で、3つ以下の人は病的なうつではありません

＊DSM-5「抑うつエピソード」を基に作成

受診する診療科は？

精神科・心療内科の専門医へ

さて、「躁のセルフチェック」と「うつのセルフチェック」の結果はどうだったでしょうか？

「躁のセルフチェック」で病的な躁が疑われ、さらに「うつのセルフチェック」で病的なうつが疑われる場合は、双極性障害の可能性があります。ただし、統合失調症やパーソナリティ障害など、よく似た症状が現れる他の病気（48頁）もありますから、まずは専門医を受診し、病気を鑑別してもらうことが重要です。

病的なうつはなく、病的な躁だけが疑われる場合は、双極性障害の可能性は低くなりますが、躁状態だけをくり返す人でも、いずれうつ状態が現れることが多いようです。薬物やアルコールの影響などで躁状態を起こすこともあります。

病的な躁はなく、病的なうつだけが疑われる場合は、うつ病の可能性が高いのですが、今後、躁状態が現れることも考えられます。また、本人も家族も気づかない軽い躁状態が潜んでいる場合もありますから、慎重に経過を診ていく必要があります。

双極性障害やうつ病を診てくれるのは、精神科や心療内科などの専門医（精神科医）です。とくに双極性障害は、専門医にとっても診断と治療が難しい病気です。双極性障害は再発しやすく、長い経過を辿《たど》るのですが、その経過は一様ではありません。薬物療法がよく効く患者さんもいれば、薬の調整がなかなかうまくいかない患者さんもいます。症状が思うように改善されないと、治療や通院を止めてしまうケースもあります。長い療養期間を二人三脚で治療していくためにも、信頼できる医師を見つけることが大切といえます。

信頼できる医師・医療機関を選ぶポイント

医療機関

1

精神疾患を専門とする「精神科医」がいるかどうか

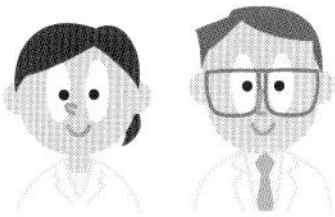

2

薬物療法だけでなく、精神療法が充実しているかどうか

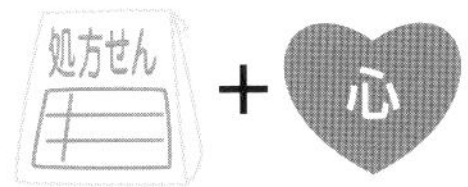
処方せん
＋
心

3

交通の便など、通いやすいかどうか？

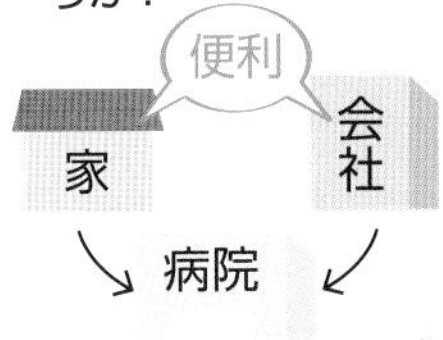
便利
家
会社
病院

精神科医のいる診療科は「精神科」「精神神経科」「神経科」「心療内科」。ただし、心療内科は内科医がやっている場合もあるので注意！

医師

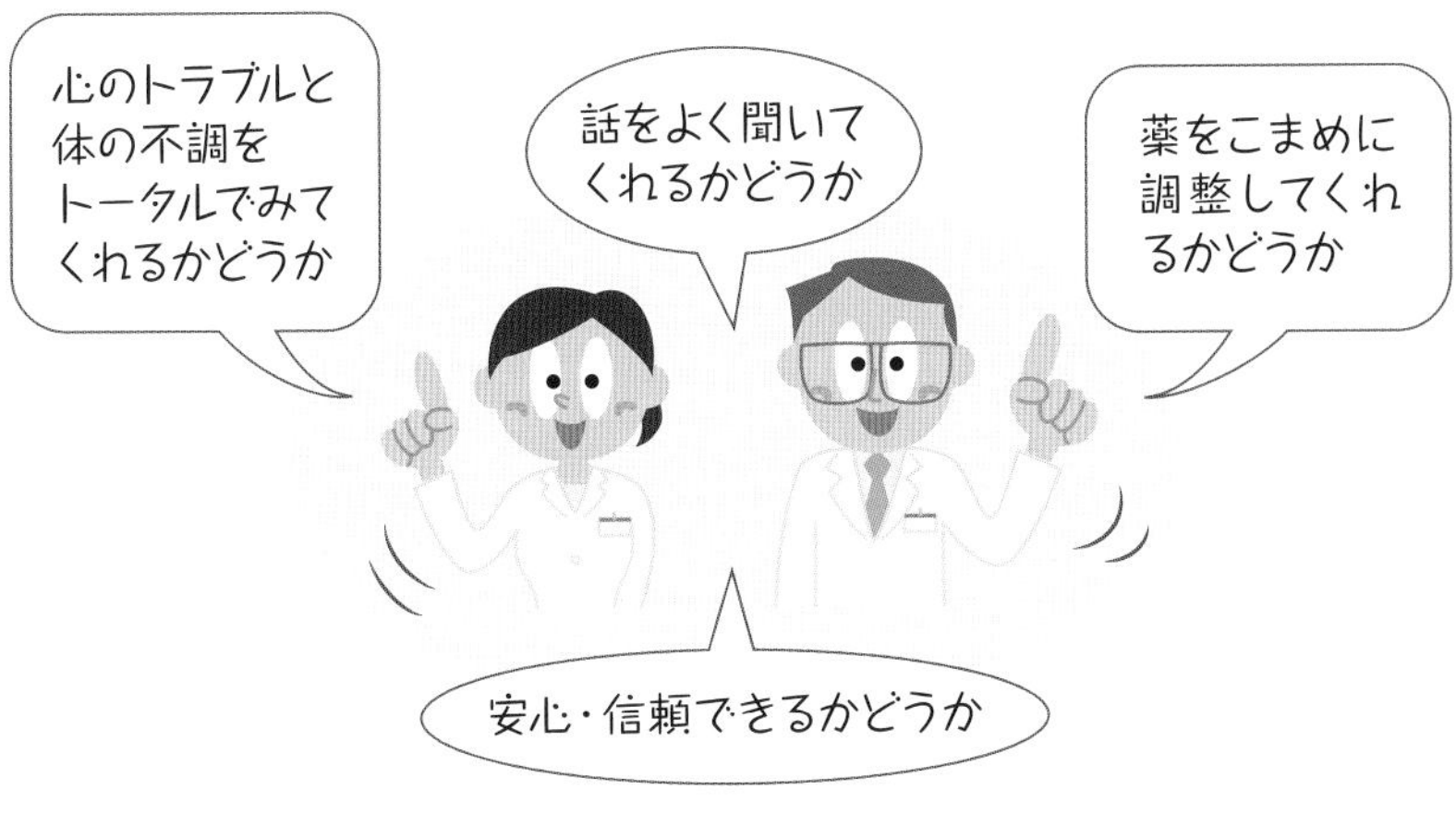
心のトラブルと体の不調をトータルでみてくれるかどうか
話をよく聞いてくれるかどうか
薬をこまめに調整してくれるかどうか
安心・信頼できるかどうか

column

双極性障害以外で躁状態を起こしやすいもの

躁状態は、双極性障害の最も特徴的な症状であり、双極性障害とうつ病を鑑別するための重要な指標でもあります。しかし、躁状態を引き起こすのは、双極性障害だけではありません。

躁状態のときの異常なハイテンションは、お酒に酔ったときのように見えることがありますが、まさにアルコールが躁状態を引き起こすことがあります。アルコールの大量摂取によってアルコール依存症に陥ると、生体リズムが乱れたり、脳内の神経伝達が変化して、躁状態やうつ状態を引き起こすのです。同じようなことは、覚醒剤やコカイン、その他の幻覚薬などの違法薬物でも起こります。

そのほかにも、鎮静薬や睡眠薬などの治療薬、ホルモン分泌異常、神経疾患、脳炎や脳腫瘍などでも躁状態が起きる可能性があります。

一方で、うつ病の治療に用いられる抗うつ薬によって、躁状態が引き起こされることもあります。以前は、この抗うつ薬によって誘発される躁状態は薬の副作用であり、双極性障害ではないとされていました。しかし、研究が進むにつれ、薬の副作用ではなく、双極性障害の自然経過として躁状態が現れるのだと理解されるようになりました。最も新しい診断基準である「DSM−5」では、抗うつ薬の服用中に躁状態が現れた場合でも、薬の効果を超えて躁状態が続くようであれば、双極性障害と診断することになっています。

いわゆる双極性障害とは関係なく引き起こされる躁状態は、「物質・医薬品誘発性双極性障害および関連障害」、「他の医学的疾患による双極性障害および関連障害」などとして、双極性障害とは完全に分けて扱われています。

第2章

正しい診断を受けることがとても重要

双極性障害の診断のポイントは、躁状態があるかどうかです。しかし、実際は専門医でも診断には時間がかかるといいます。本章では、とくに見極めが難しいとされるうつ病との違い、双極性障害のタイプや症状などについて、くわしく解説します。

どんな場合に受診が必要か？

気分の移り変わりと病気による変化は違う

　私たちの気分は、日々一定ではありません。良いことや楽しいことがあれば気分は上がりますし、嫌なことや悲しいことがあれば、気分は落ち込みます。このように気分が移り変わることは誰にでもあることで、病気ではありません。

　しかし、双極性障害は、れっきとした「病気」です。その見極めは難しい場合が多いのですが、受診を考えるときのポイントとしては、次のようなことが挙げられます。

　まずは、「気分が変化する程度の強さ」です。健康な状態でハイな気分になったときは、できることとできないこと、やっていいことといけないことがわかります。つまり、危険なことや破滅的なことはしないということです。病的な躁状態になると、何でもできる気になり、危険や破滅など考えもせずに行動します。

　うつに関しては、健康な状態で気分が落ち込むときには、何かきっかけがあるものです。仕事で大きなミスをした、親友と喧嘩をしてしまったなど、そのきっかけを知れば、周囲の人も納得し、共感することができます。そして、趣味など好きなことをして気を紛らわすことができます。一方、病的なうつには、これといったきっかけがありません。理由もなく気分がひどく落ち込み、何をしても気が紛れることはなく、自殺に結びつくこともあります。

　こうした程度の強い躁やうつが、「数日から数週間に渡って持続する」というのも大きなポイントです。さらに、程度の強い躁やうつが持続することによって、「日常生活や社会生活に支障を来している」のならば、できるだけ早期に受診すべきといえます。

受診を考える3つのポイント

1 程度

その気分の変化は、周囲の人にも理解できるかどうか
（病的なうつ、あるいは病的な躁かどうか）

うつな気分

- 気分が落ち込むきっかけが思い当たる
- 趣味や好きなことをすれば気が紛れる
- 妄想はない、現実的
- 自殺に結びつくことはほとんどない

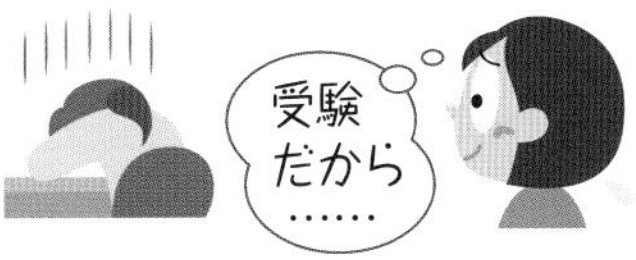

病的なうつ

- これといったきっかけは見当たらない
- 何をしても気が紛れない
- 妄想がある、非現実的
- 自殺に結びつくことがある

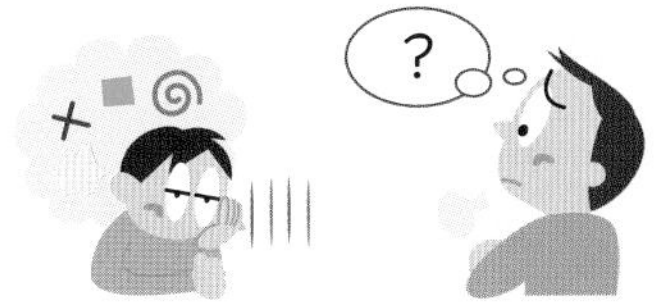

ハイな気分

- ハイな気分になるきっかけが思い当たる
- 動き回ればそれなりに疲れる
- できることとできないこと、やっていいことといけないことがわかる
- 危険なことや破滅的なことはしない
- 他人の忠告を聞くことができる
- 性的な逸脱はあまりない

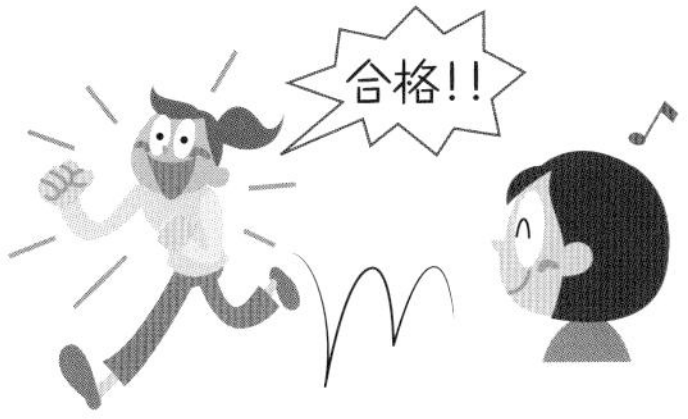

病的な躁

- これといったきっかけは見当たらない
- 動き回っても疲れない
- 何でもできる気になる
- 危険や破滅することを考えもしない
- 他人の忠告に耳をかさない
- 性的に逸脱することが多い

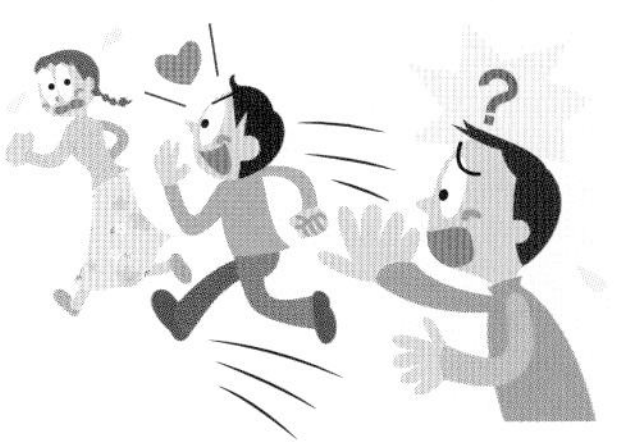

2 持続時間

病的なうつ、あるいは病的な躁が数日〜数週間続いているかどうか

3 日常生活・社会生活

日常生活や社会生活に支障を来しているかどうか

専門医でも診断までに時間がかかる

うつ病と診断されるケースが多い

双極性障害の診断は専門医でも難しく、正確な診断を下すには数カ月から数年かかるといわれています。なぜなら、双極性障害と診断するためには、躁状態があることを確認する必要があるのですが、これが最も難しいからです。

双極性障害には、躁状態またはうつ状態になる期間のほかに、躁でもうつでもない期間があり、全経過の半分くらいの期間を何らかの症状を持ちながら過ごすといわれています。そして、この症状が現れている期間を見てみると、うつ状態で過ごす期間の方が圧倒的に長いのです。後にくわしく述べますが、双極性障害には、激しい躁症状（いわゆる躁状態）をともなう「Ⅰ型」と、躁の症状が軽い（軽躁《けいそう》状態という）「Ⅱ型」に大きく分けられます。双極性障害の経過を追跡した調査によると、Ⅰ型では症状がある期間の67％を、Ⅱ型では実に94％をうつ状態で過ごしています（次頁参照）。また、双極性障害の半分以上は、うつ状態で発病するとされています。

うつ状態から始まり、より長い期間をうつ状態で過ごすとなると、その症状はうつ病と非常によく似て見えます。躁状態のときの患者さんは、万能感にあふれ、元気いっぱいなので、病気を疑って受診することはほとんどありません。一方、うつ状態は、患者さんにとっても非常につらいものです。つまり、多くの患者さんはうつ症状を訴えて受診されるということです。その時点で躁状態の存在が確認されなければ、うつ病と診断されることでしょう。

しかし、これは一概に誤診とはいえません。双極性障害のうつ状態とうつ病の症状はほぼ同じで、うつという症状だけでは区別がつかないからです。

うつの症状だけでは、うつ病と区別できない

双極性障害はおもに2つのタイプに分けられる

1 双極Ⅰ型障害

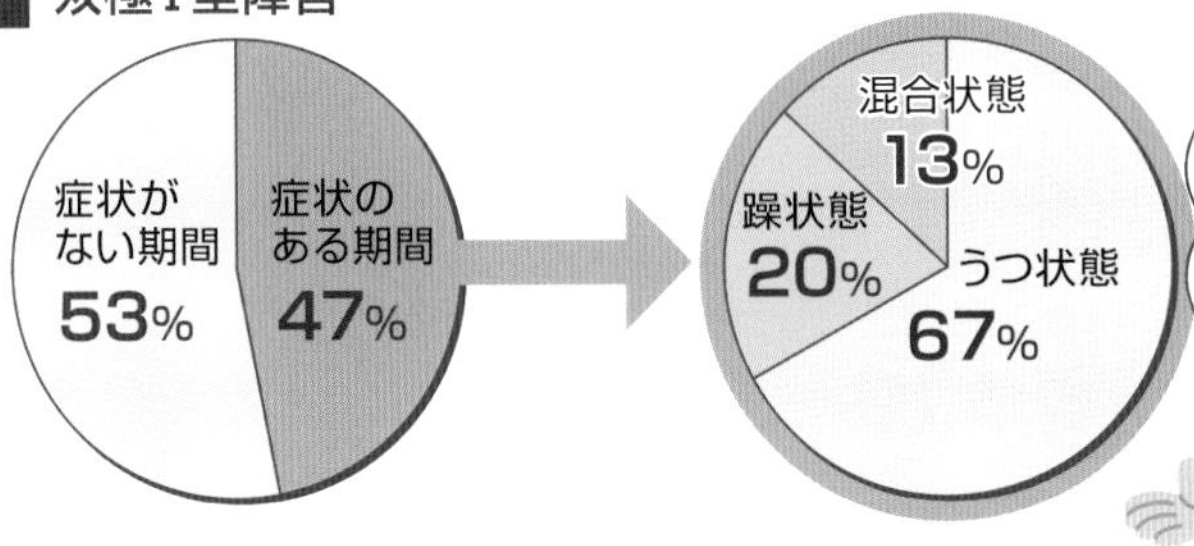

双極性障害は、症状のある期間の多くをうつ状態で過ごします
DATA

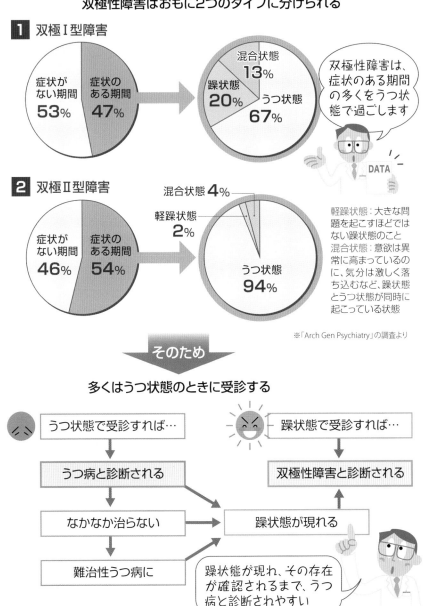

2 双極Ⅱ型障害

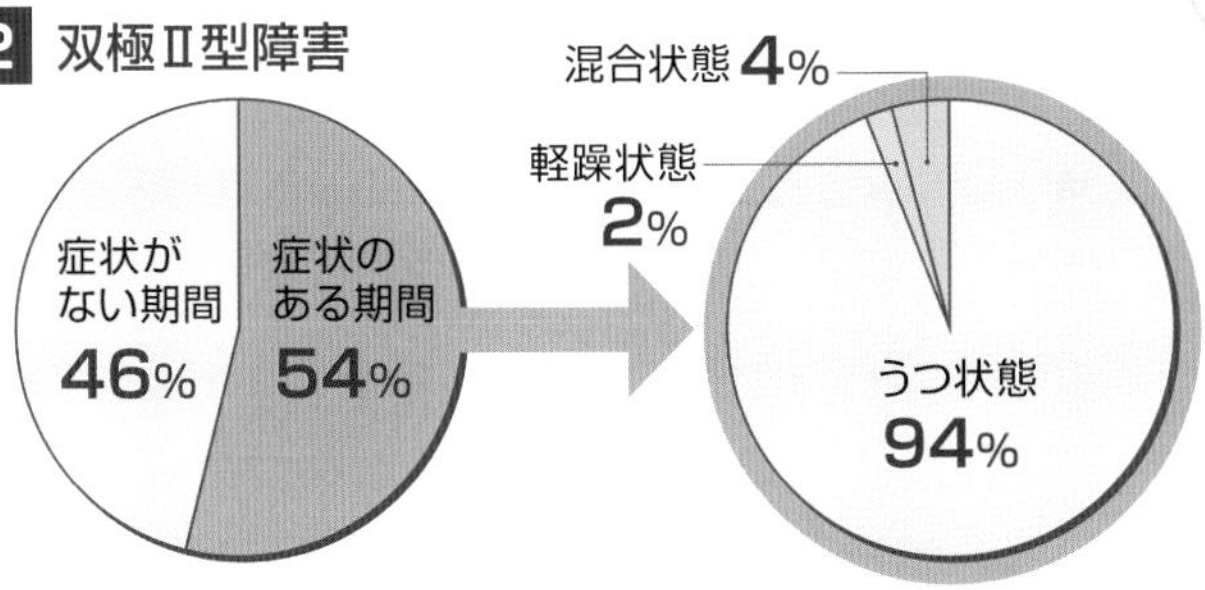

軽躁状態：大きな問題を起こすほどではない躁状態のこと
混合状態：意欲は異常に高まっているのに、気分は激しく落ち込むなど、躁状態とうつ状態が同時に起こっている状態

※「Arch Gen Psychiatry」の調査より

そのため

多くはうつ状態のときに受診する

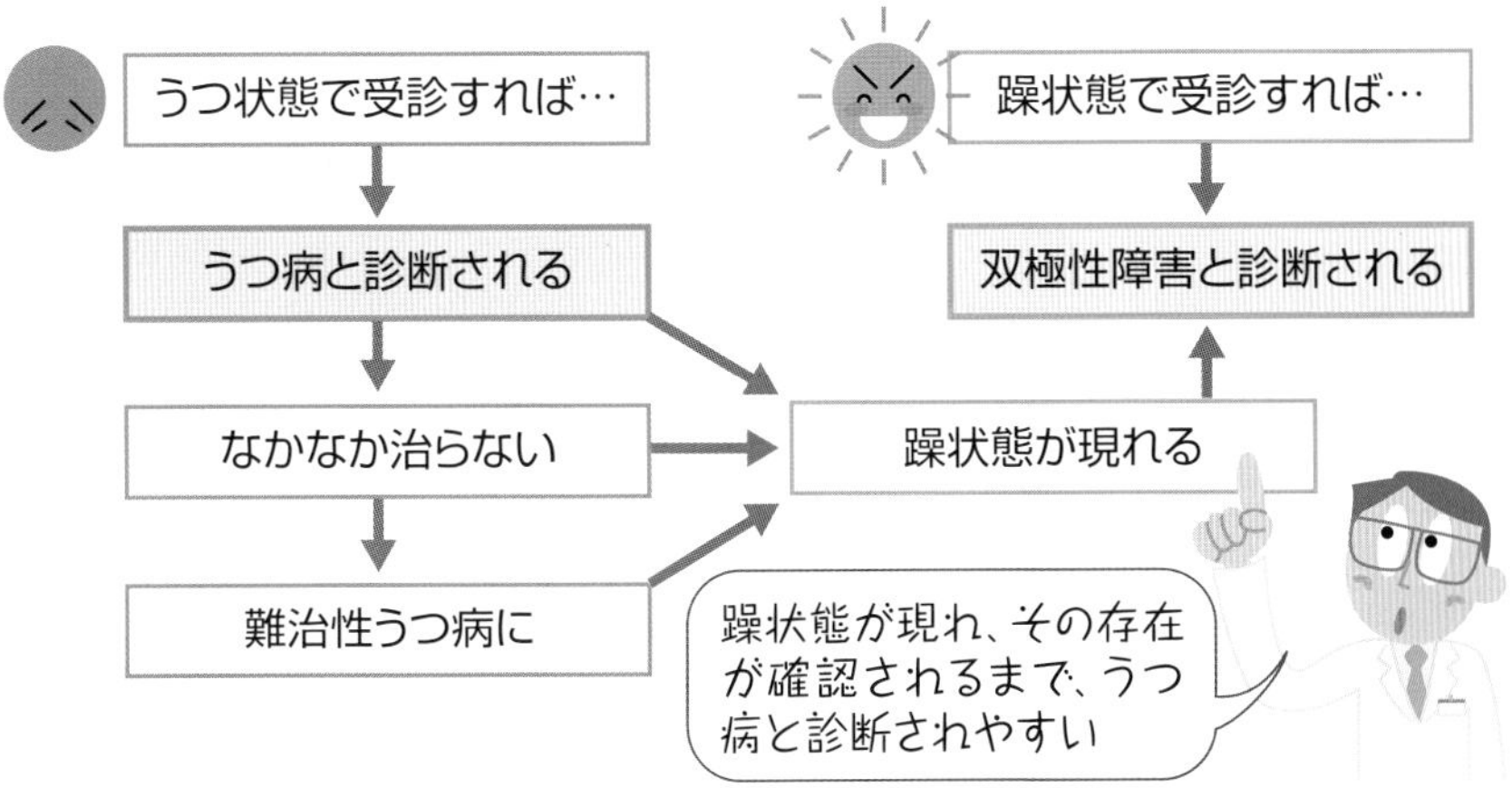

双極性障害とうつ病の比較

うつ病と診断された人のうち約10％が、数カ月から数年の後に双極性障害へと診断が変わるといいます。正しい診断に行きつくまでには平均８年かかるというデータもあり、双極性障害かうつ病かを見極めるのは、それほどまでに難しいということです。

しかし、双極性障害とうつ病は、全く別の病気です。何よりも違うのは治療法で、うつ病に有効とされているのは「抗うつ薬」ですが、双極性障害に最も有効なのは「気分安定薬」と呼ばれる薬です。全く同じに見えるうつ症状でも、有効な薬が違うということは、やはり今ある症状がうつ病によるものなのか、それとも双極性障害によるものなのか、できるだけ早期に見極めることが重要になります。

双極性障害の診断を決定づけるのは、躁状態があるかどうかです。しかし、それ以外にも、双極性障害とうつ病にはいくつかの相違点があります。

うつ病は30歳代以降に発病することが多いのですが、双極性障害はそれよりも若く、10～20歳代での発病が多いとされています。10歳代や20歳代前半といった若い年代でうつ症状を発症した場合は、双極性障害の可能性を考えるべきといえます。

また、発病前の性格にも、それぞれ特徴があります。うつ病の患者さんのもともとの性格は、内向的な傾向にあるのに対して、双極性障害の患者さんは社交的で明るい傾向にあります。

同じ家系に双極性障害の人がいるかどうかも重要なポイントです。双極性障害は、１００％遺伝するわけではありませんが、双極性障害に関わる遺伝子が複数見つかっており、同じ家系に発生する確率が高いといいます。一方、うつ病は遺伝的影響が少なく、家族内の発生は少ないとされています。

うつ症状を訴えて受診された場合は、今ある症状だけにとらわれず、発病年齢や発病前の性格、家族歴などを総合的にみて判断することが大切です。

双極性障害とうつ病を見極めるポイント

	双極性障害	うつ病
発病年齢	10〜20歳代で発病することが多い	30歳代以降に発病することが多い
男女差	男女差はほとんどない	男性より女性に多い
うつ症状	短期間で回復するが、くり返す	一度うつ状態になると長引くが、回数は少ない
発症前の性格	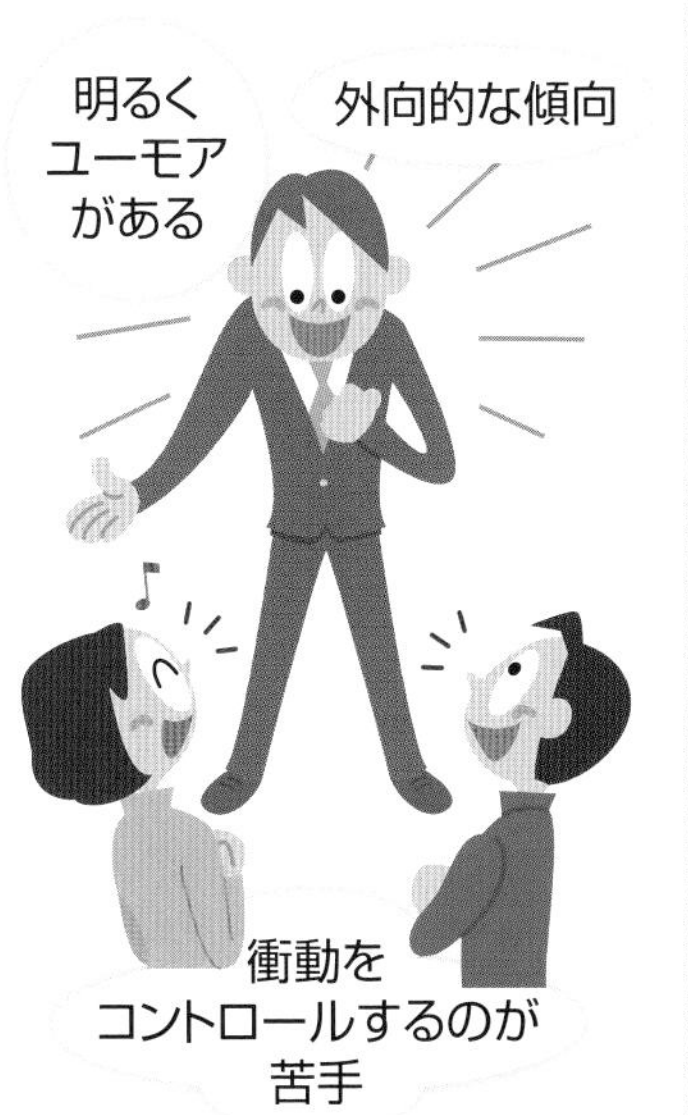	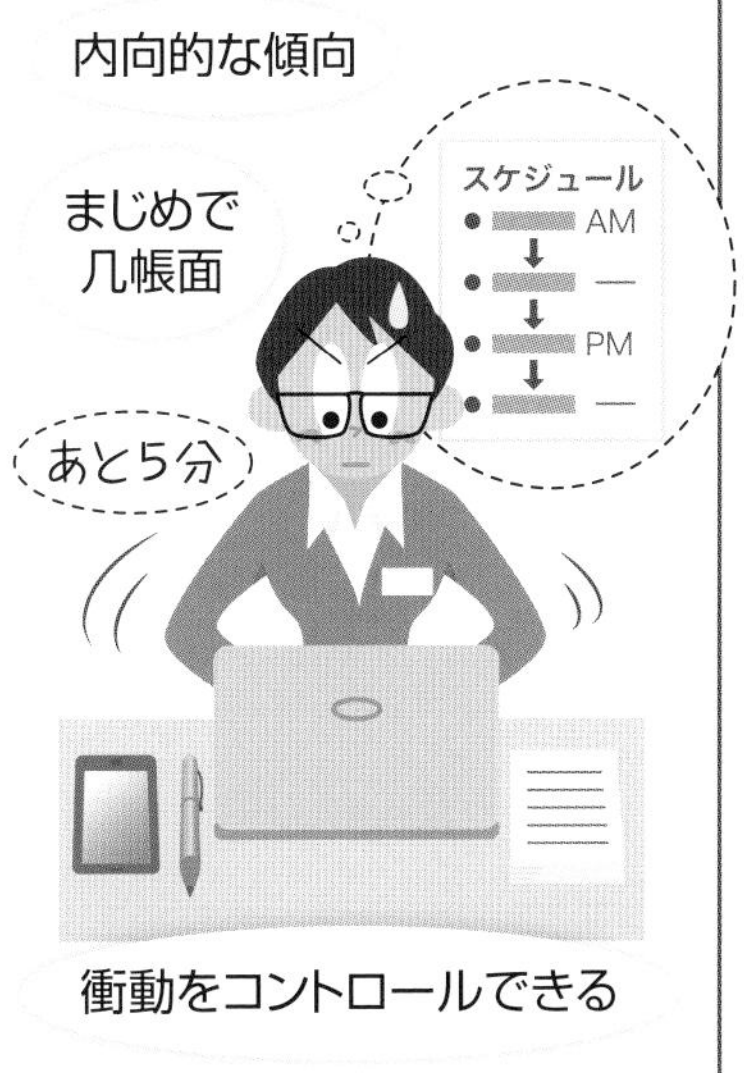
自殺率	高い	双極性障害より低い
遺伝的な影響	遺伝的な影響はやや強く、同じ家系で発生する確率が高い	遺伝的な影響は弱く、同じ家系で発生する確率は低い

その他の診断されやすい病気

双極性障害と症状が似ている病気は、うつ病だけではありません。

躁状態は、双極性障害を決定づける特徴的な症状ですが、統合失調症という病気でも躁状態と似た症状が現れます。統合失調症とは、思考や感情などの精神活動にまとまりがなくなってしまう病気です。統合失調症には、急性期に現れる陽性症状と慢性期に現れる陰性症状があり、躁状態と似ているのは陽性症状です。陽性症状では、幻覚や妄想、支離滅裂《しりめつれつ》な会話、奇異な行動、興奮、暴力性や攻撃性などが現れますが、興奮して話がまとまらないところや、話が誇大的になるところなどが、双極性障害の躁状態と似ています。

また、陽性症状のあとに現れる陰性症状では、意欲や集中力の低下、社会的引きこもりなど、うつ状態に似た症状がみられます。このような両極端な症状がみられるという点でも、双極性障害と統合失調症はよく似ているのです。

ものの捉え方や考え方、感情のコントロール、対人関係などの著しい偏りを基本的な特徴とするパーソナリティ障害*にも、双極性障害と重なる症状があり、間違われることがあります。

パーソナリティ障害にはいくつかのタイプがありますが、とくに双極性障害と似ているのは境界性パーソナリティ障害です。感情が不安定で、はしゃいでいたかと思うと急にひどく落ち込む、信頼していたはずの人を急にこき下ろす、衝動性を抑えられず、真夜中でも電話で話し続ける、自殺企図をくり返すなどといった症状が、双極性障害と非常によく似ています。

そのほかにも、自己愛性パーソナリティ障害や子どものADHD（注意欠如・多動性障害）、不安障害、認知症なども双極性障害と間違われることがあるので注意が必要です。

用語解説 パーソナリティ障害　ものの考え方や言動、行動が一般の人と比べて著しく異なった状態になっている障害。社会生活や日常生活で問題を生じることがある。

統合失調症と双極性障害はここが違う！

	統合失調症	双極性障害
感情	猜疑《さいぎ》的、被害的で、意思の疎通が困難	爽快感や万能感にあふれ、人になれなれしく接する
妄想	自分はキリストの生まれ変わりだ、殺し屋に命を狙われている、脳内に機械を埋め込まれたなど 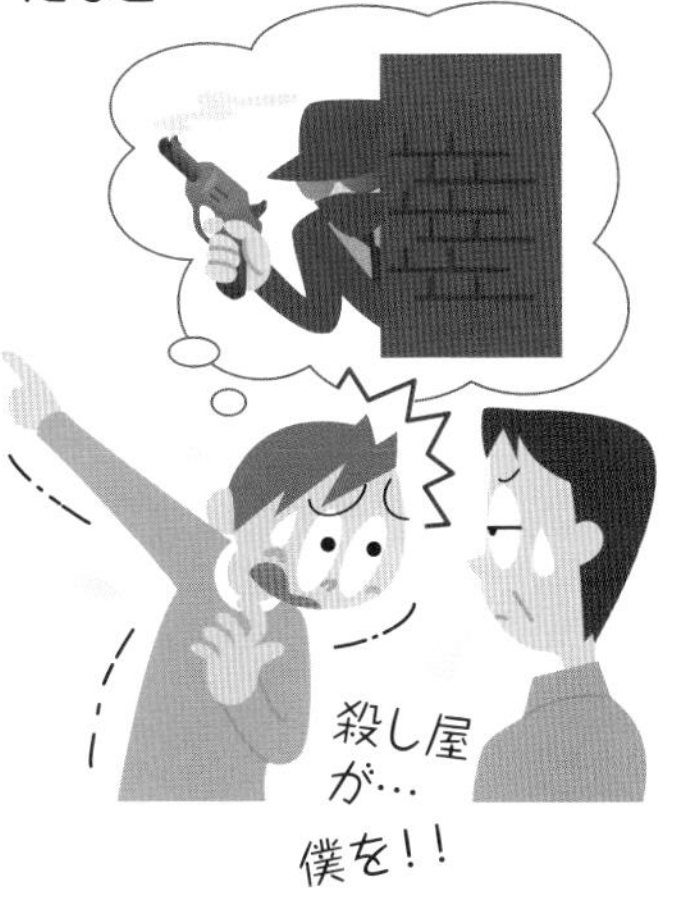 **絶対にありえない内容**	株で大儲けをして来週には億のお金が入る、10人の異性からプロポーズされているなど 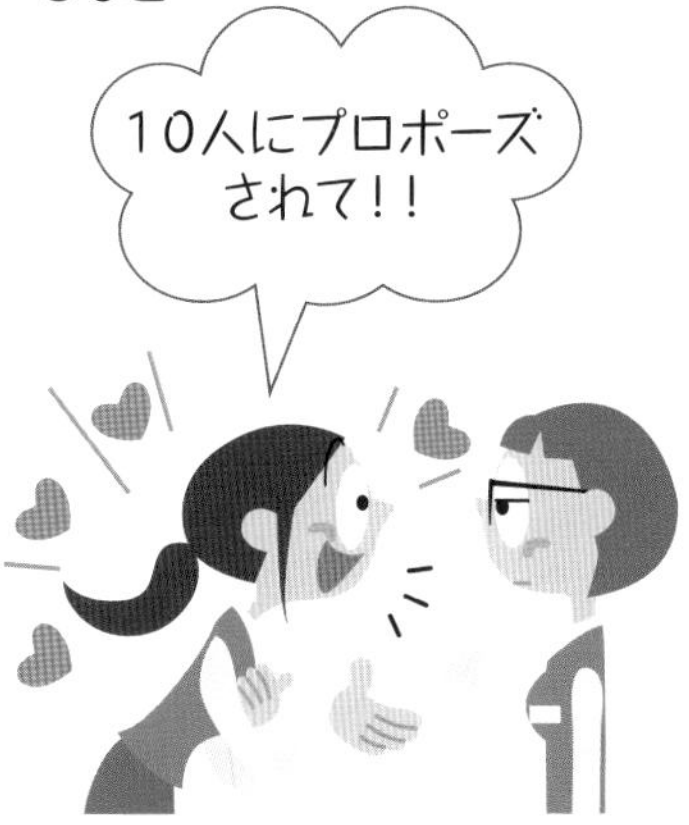 **絶対にないとは言い切れない内容**

◇ 双極性障害と似た症状が現れる体の病気 ◇

内分泌疾患	甲状腺機能低下症、甲状腺機能亢進症、クッシング病
自己免疫疾患	全身性エリテマトーデス
代謝疾患	肝性脳症
感染症	脳炎、進行麻痺、HIV脳症
脳・神経の疾患	脳腫瘍、頭部外傷、多発性硬化症
依存症	アルコール依存症、薬物依存症
治療薬の影響	副腎皮質ホルモン薬、抗結核薬、抗パーキンソン病薬

患者本人以外にも、家族からの情報も重要

　双極性障害の患者さんは、躁状態のときの自分を病気だとは思っていません。そのため、躁状態で受診される場合は、多くが家族や周囲の人に促されて、あるいは付き添われての受診となります。

　これまではとくに異常がなく、はじめて躁状態になって受診した場合は、内分泌系や脳・神経系の病気なども考えられますが、これらの病気は血液検査や脳の画像検査などで調べることができます。

　これまでにうつ状態になったことがあり、躁状態で受診した場合は、双極性障害の可能性が高くなります。正しい診断を下すために、問診では初めて症状が現れた時期（年齢）とその後の経過、同じ家系に双極性障害を患った人はいるかなどを質問されます。ただ、躁状態の患者さんは興奮状態にあったり、話の内容が支離滅裂だったりすることがあり、本人への問診だけでは判断がつかない場合もあります。

　そこで重要になるのが、家族や周囲の人からの情報です。とくに躁状態については、本人に自覚がありませんから、家族や周囲の人の情報がより役立つことがあるのです。

　家族や周囲の人も、大きな問題が起こっていないと、躁なのか、それとも気質や性格の問題なのか、よくわからない場合もあると思います。しかし、例えば「破産するほどではないがクレジットカードの請求額が増えたことがある」、「SNSに1日50件以上も投稿していたことがある」など、ちょっとした変化でも気づいたことがあれば、医師に伝えるようにしてください。

　一方で、うつ状態ではじめて受診した場合、あるいはうつ病で通院しているけれどなかなかよくならないといったケースでも、家族の話を聞くことで躁状態の存在が浮かび上がってくることがあります。

　いずれにせよ、双極性障害の診断には、家族や周囲の人の協力が不可欠だということです。

問診で聞かれること

- 現在、どんな症状がみられるのか（うつ状態 or 躁状態）
- その症状がはじまった時期（年齢）
- その症状の経過
- 妄想や幻聴をともなっているか
- 死について考えることがあるか
- 同じ家系に双極性障害の人はいるか
- もともとの性格（内向的か、外向的かなど）
- 現在、服用中の薬はあるか
- これまで相談した機関、治療を受けた医療機関はあるか
- 治療を受けたことがある場合は、主治医の見解と治療内容

など

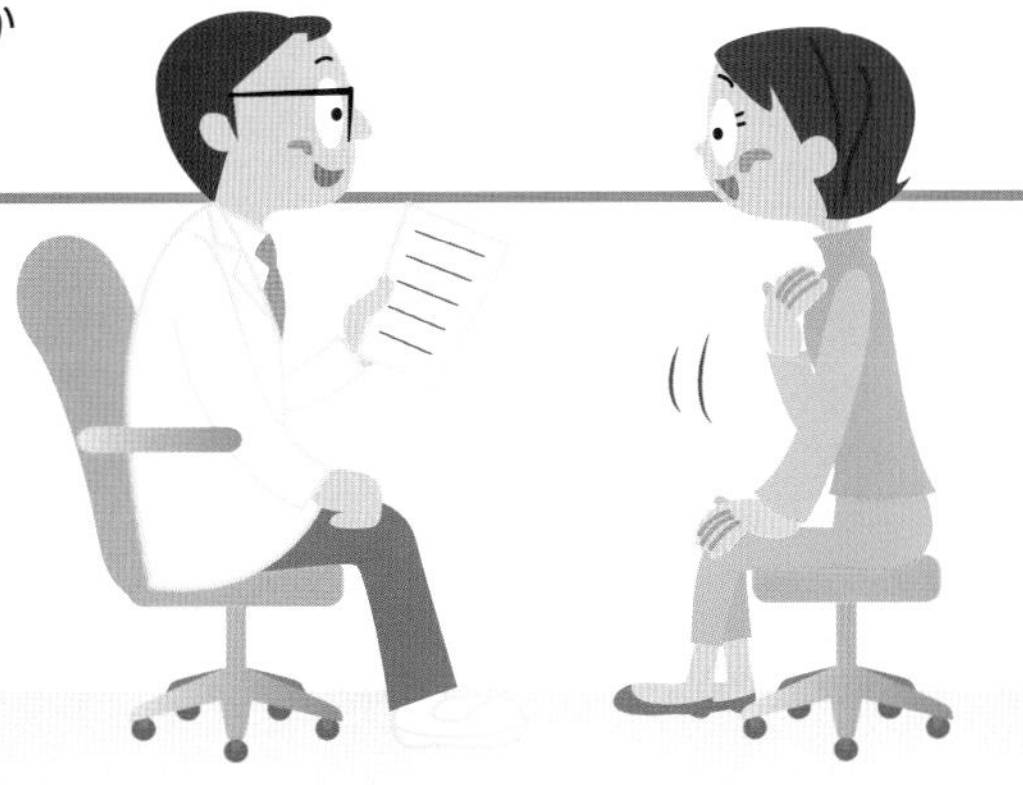

うつ状態で受診した場合

- これまでに躁状態になったことがあるか

→これまでとは違う気分の高揚、行動や言動の変化　など

躁状態で受診した場合

- これまでにうつ状態になったことがあるか
- 職場や学校、日常生活などで障害となるようなことがないか

→問題行動、危険行為、迷惑行為など

躁状態の有無や内容については、本人の自覚だけでなく、家族や周囲の人の話も聞くことが大切

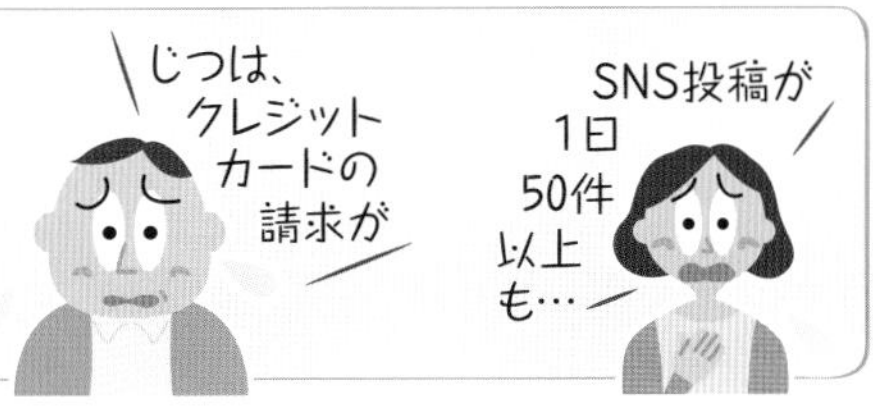
じつは、クレジットカードの請求が
SNS投稿が1日50件以上も…

双極性障害のタイプ

激しい躁とうつをくり返す「Ⅰ型障害」

双極性障害には、大きく分けて2つのタイプがあります。人生の破滅につながるほどの激しい躁をともなうものを「双極Ⅰ型障害（以下、Ⅰ型障害）」、Ⅰ型のような激しい躁はなく、本人も周囲の人もそれほど困らない程度の軽い躁をともなうものを「双極Ⅱ型障害（以下、Ⅱ型障害）」といいます。なお、双極性障害の診断基準では、Ⅰ型障害の激しい躁を「躁」、Ⅱ型の軽い躁は「軽躁《けいそう》」として、両者は別のものとして扱われます。

双極性障害は、躁状態とうつ状態をくり返す病気ですが、Ⅰ型の場合はうつ状態が現れていなくても、躁状態があれば双極Ⅰ型障害と診断されます。なぜなら、躁状態だけの患者さんの経過をみていくと、多くがその後にうつ症状を発症しているからです。

Ⅰ型障害の特徴は、何といっても躁の症状が激しいことです。散財して莫大な借金をつくってしまう、人間関係をことごとく破綻させてしまう、他人への攻撃性が増す、危険行為や犯罪を犯してしまうなど、大きなトラブルを起こすことが問題となります。本人の人生が破滅に向かうだけでなく、家族や周囲の人が深刻な負担を強いられることも少なくありません。Ⅰ型障害の躁状態には、自分や他人を傷つけるのを防ぐために、しばしば入院という措置がとられます。

Ⅰ型障害では激しい躁状態が目立ちますが、病気の経過全体でみると、多くはうつ状態で過ごす期間の方が長く、躁状態の期間はわずかです。躁とうつをくり返すサイクルは、個人差がありますが、数カ月から数年とされ、再発をくり返すたびにサイクルが短くなるともいわれています。

双極Ⅰ型障害の現れ方

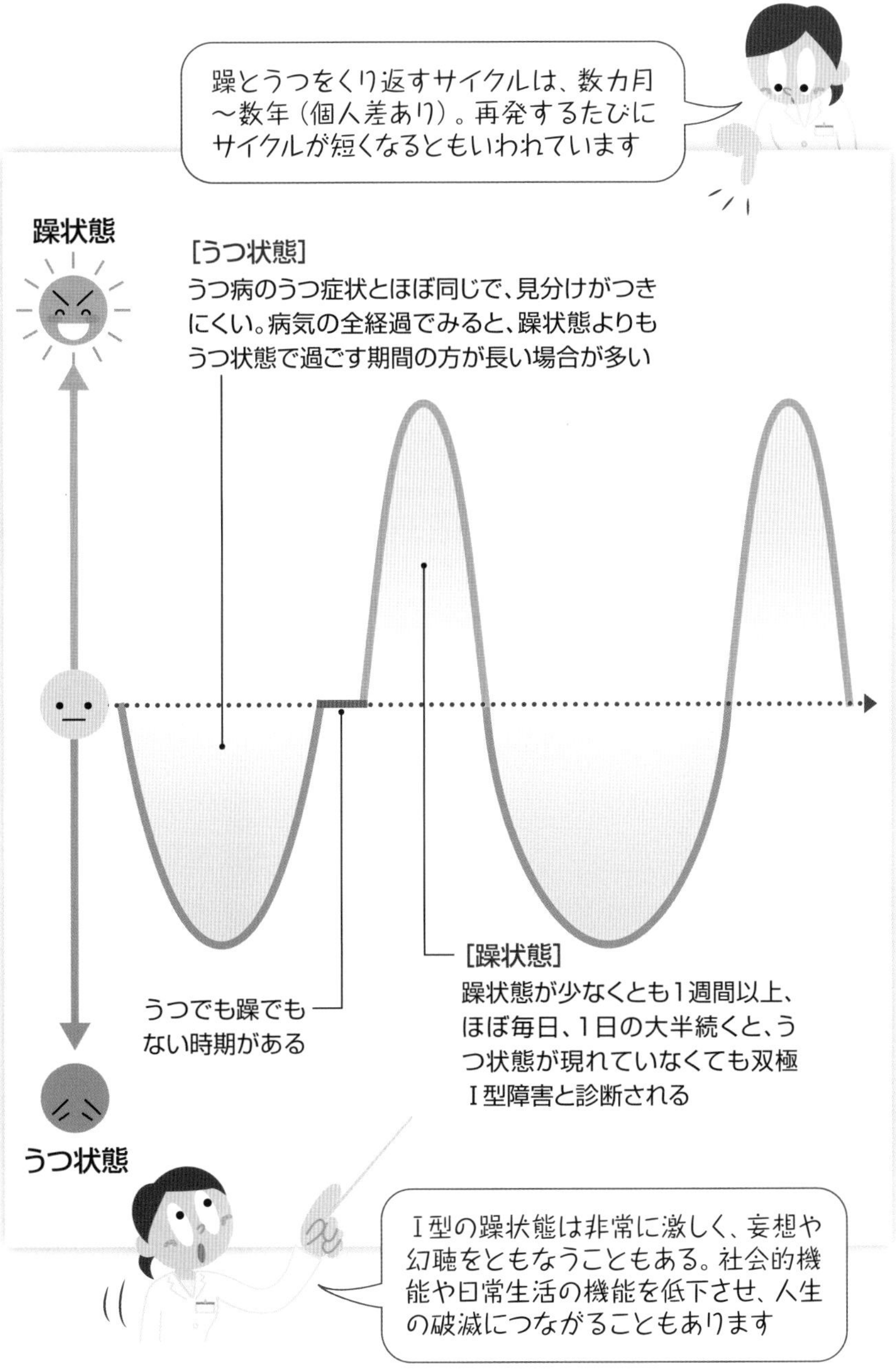
躁とうつをくり返すサイクルは、数カ月～数年（個人差あり）。再発するたびにサイクルが短くなるともいわれています
躁状態
[うつ状態]
うつ病のうつ症状とほぼ同じで、見分けがつきにくい。病気の全経過でみると、躁状態よりもうつ状態で過ごす期間の方が長い場合が多い
うつでも躁でもない時期がある
[躁状態]
躁状態が少なくとも1週間以上、ほぼ毎日、1日の大半続くと、うつ状態が現れていなくても双極Ⅰ型障害と診断される
うつ状態
Ⅰ型の躁状態は非常に激しく、妄想や幻聴をともなうこともある。社会的機能や日常生活の機能を低下させ、人生の破滅につながることもあります

躁状態が軽い「Ⅱ型障害」

双極Ⅱ型障害は、大きな問題にはならない軽躁状態が4日以上、ほぼ毎日、1日の大半続くことに加えて、うつ状態があることが診断基準となります。なお、軽いのは躁の症状だけで、うつ状態はⅠ型障害と同じです。

軽躁状態になると、気分が高揚して、アイデアが次々と湧いてきます。Ⅰ型障害の躁状態とは違って、まとまった活動をやりとげることができるため、本人にとっても心地よく、〝絶好調〟だと感じています。もちろん、大きなトラブルに発展することも、入院が必要になることもほとんどありません。軽躁状態は性格や個性とみなされ、むしろ魅力的にうつることさえあります。

このようにいうと、Ⅱ型障害はそれほど深刻な病気ではないのではないか、と思われるかもしれませんが、決してそうではありません。

Ⅱ型障害は、Ⅰ型障害よりもうつ状態の期間が長く、慢性化する傾向があります。うつ状態のあとに、軽くハイな状態になると、本人は「うつが治った」と思い込むことがあります。本人が元気で、とくにトラブルも起こらないので、家族もまさか病気とは思いません。つまり、Ⅱ型の軽躁状態はより見過ごされることが多く、うつ病との見極めがⅠ型障害よりもはるかに難しいということです。

軽躁状態が見過ごされたまま、うつ病としての治療を続けていたのでは、回復は見込めません。

また、心地よかった軽躁状態も、病気が長引くにつれて、イライラや焦燥感、不眠などが強くなってきます。

さらに、Ⅱ型障害はⅠ型障害よりも自殺率が高く、不安障害や摂食障害、アルコール依存などを合併しやすいとされています。

躁が軽いからといって、病気を軽視してはいけないということです。

双極Ⅱ型障害の現れ方

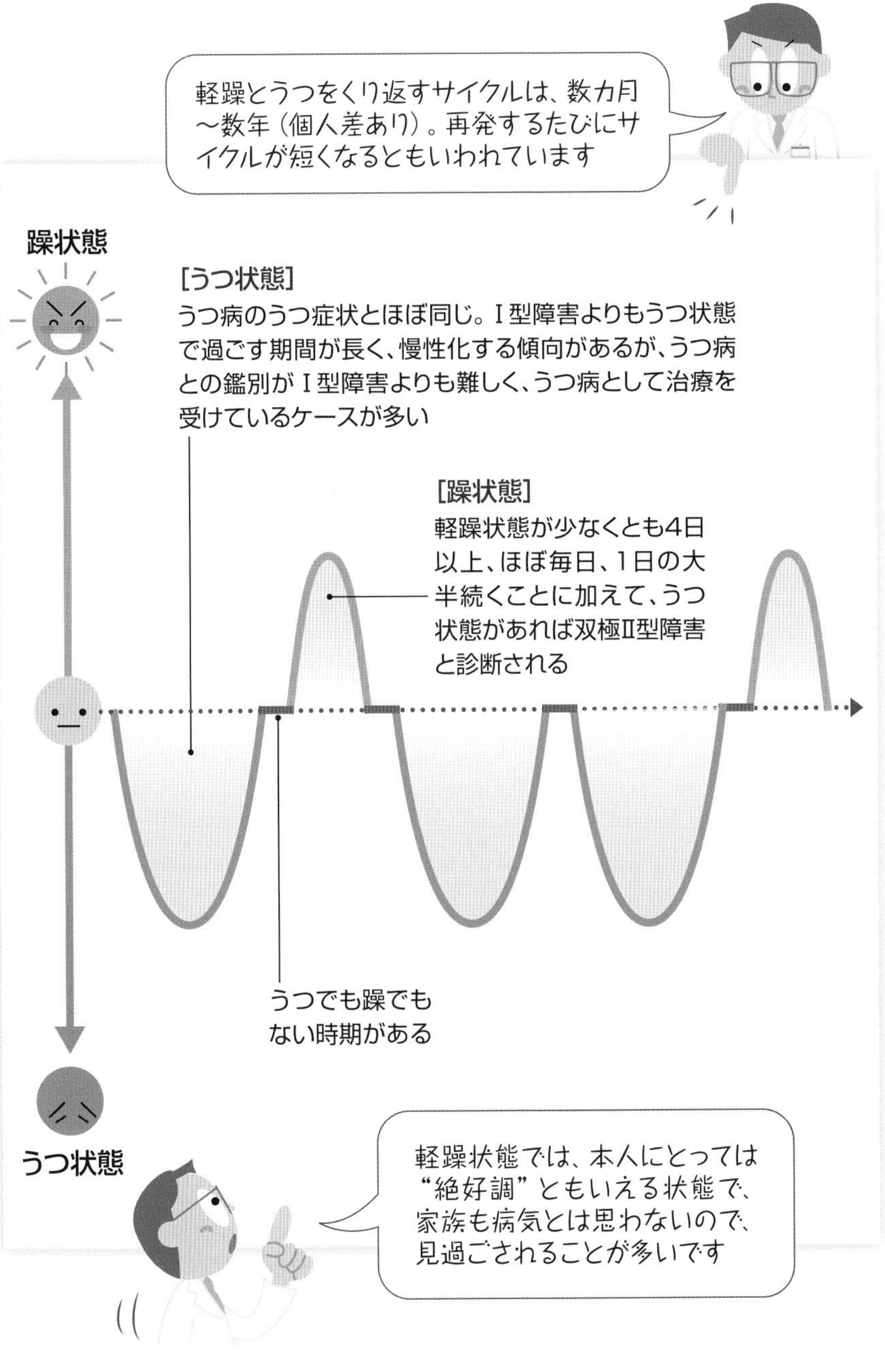
軽躁とうつをくり返すサイクルは、数カ月〜数年（個人差あり）。再発するたびにサイクルが短くなるともいわれています
躁状態
[うつ状態]
うつ病のうつ症状とほぼ同じ。Ⅰ型障害よりもうつ状態で過ごす期間が長く、慢性化する傾向があるが、うつ病との鑑別がⅠ型障害よりも難しく、うつ病として治療を受けているケースが多い
[躁状態]
軽躁状態が少なくとも4日以上、ほぼ毎日、1日の大半続くことに加えて、うつ状態があれば双極Ⅱ型障害と診断される
うつでも躁でもない時期がある
うつ状態
軽躁状態では、本人にとっては“絶好調”ともいえる状態で、家族も病気とは思わないので、見過ごされることが多いです

軽い躁と軽いうつをくり返す「気分循環性障害」

双極Ⅱ型障害の診断基準を満たすほどではない軽い躁と軽いうつをくり返すものを「気分循環性障害」といいます。軽い躁と軽いうつをくり返す不安定な状態が2年以上続き、症状のない安定した状態が2カ月も続かないときに診断されます。

気分循環性障害は、双極性障害ほど症状が深刻ではありません。しかし、常に気分が不安定なため、些細なことで怒ったり、急に落ち込んだりして、家族や周囲の人が振り回されることがあります。職場でトラブルをくり返したり、浪費をしたり、恋愛や結婚生活が何度も破綻したり、ときにアルコール依存や薬物依存に陥るケースもみられます。

それでも何とか社会生活を送れているので、本人も家族も病気とは思わず、「単なる情緒不安定」、「気分屋」などといってすませていることが多いのです。

しかし、気分循環性障害を治療せずに放置していると、双極性障害へと病状が悪化することがあります。適切な治療が必要な病気だということを知っておいてください。

そしてもう1つ、双極性障害には「双極スペクトラム」という考え方があります。スペクトラムとは、「連続体」という意味で、うつ病と双極性障害を全く別の病気として捉えるのではなく、段階的に変化する連続体と捉えるという考え方です。

たとえば、今はうつ症状だけで躁は現れていないけれど、家族歴などから将来、躁や軽躁が現れる可能性が高い患者さんは双極スペクトラムとして、抗うつ薬ではなく、気分安定薬を用いることで効果が上がることがあります。逆に、このような患者さんを双極スペクトラムとせず、うつ病としての治療を続けていると、病状を悪化させることがあるのです。

双極スペクトラムは正式な診断名ではありませんが、より現実に即した考え方であり、いわば双極性障害の予備軍ともいえます。

気分循環性障害の現れ方

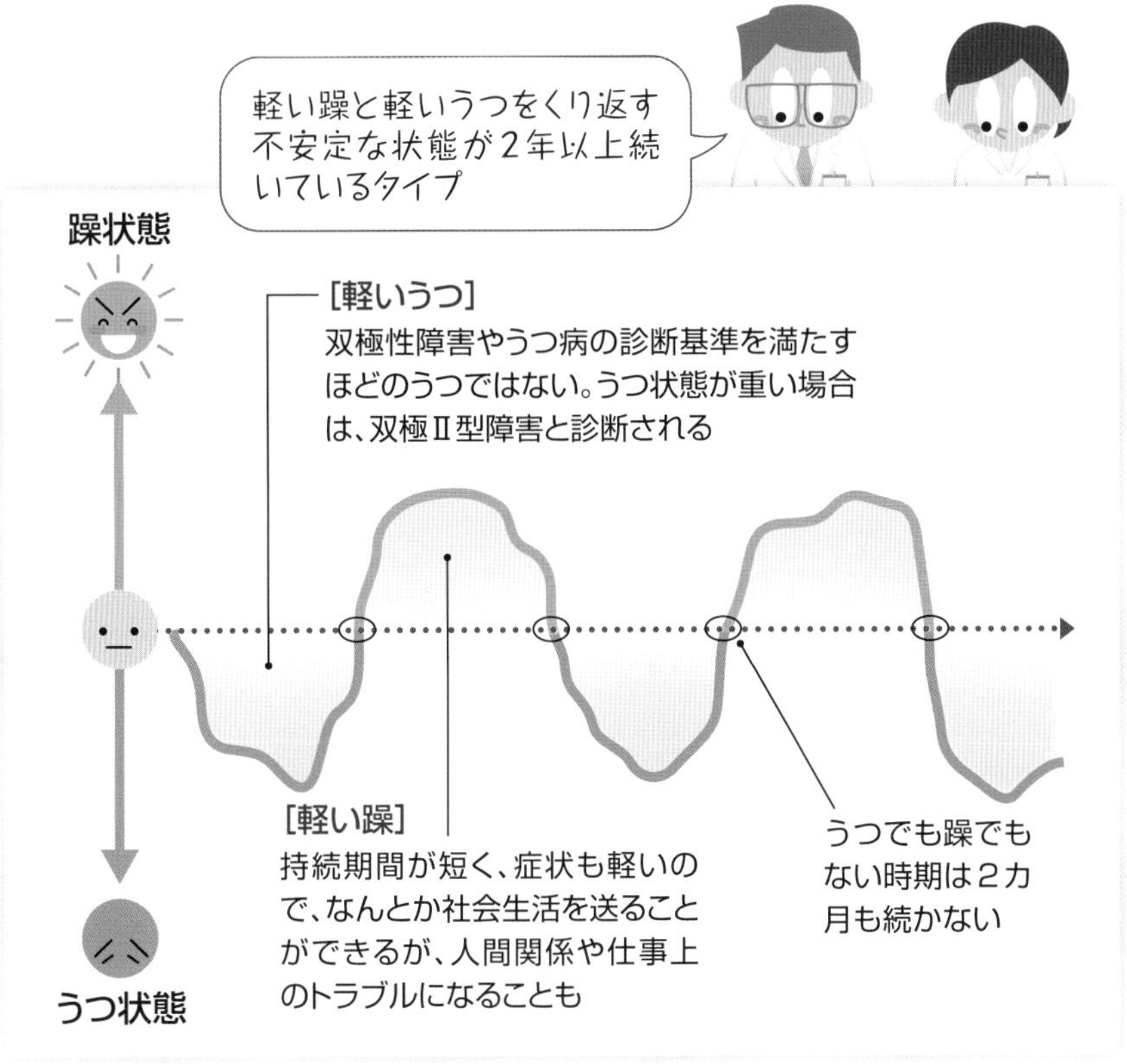
軽い躁と軽いうつをくり返す不安定な状態が2年以上続いているタイプ
躁状態
[軽いうつ]
双極性障害やうつ病の診断基準を満たすほどのうつではない。うつ状態が重い場合は、双極Ⅱ型障害と診断される
[軽い躁]
持続期間が短く、症状も軽いので、なんとか社会生活を送ることができるが、人間関係や仕事上のトラブルになることも
うつでも躁でもない時期は2カ月も続かない
うつ状態

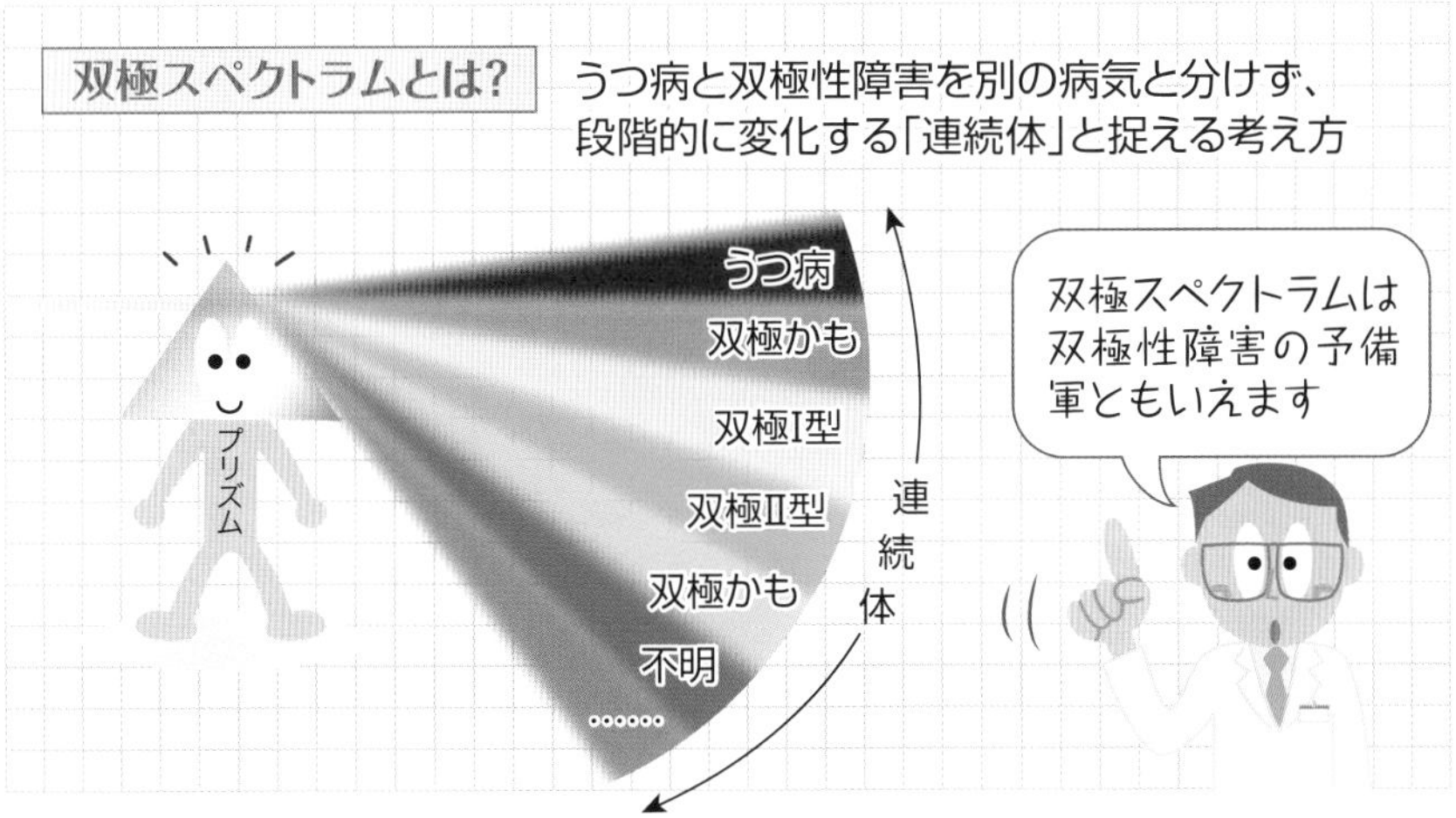
双極スペクトラムとは?
うつ病と双極性障害を別の病気と分けず、段階的に変化する「連続体」と捉える考え方
プリズム
うつ病
双極かも
双極Ⅰ型
双極Ⅱ型
双極かも
不明
……
連続体
双極スペクトラムは双極性障害の予備軍ともいえます

双極性障害の重症度

軽度〜重度の3段階に分けられる

双極性障害の躁状態とうつ状態は、それぞれ3段階に分けられます。早めに適切な治療を受けないと、重症化するおそれがあるので、症状が軽いうちに、いち早く病気に気づくことが重要です。

双極性障害は、うつ状態からはじまることが多いものです。軽度のうつでは、気分が落ち込み、人と会うのが億劫になります。趣味などの活動も、以前ほど楽しむことができません。身体的には、空腹感を感じにくくなり、眠りが浅くなります。中程度になると、心底自分が嫌になり、悲しくて涙するようになります。また、食欲は低下し、体重が減ってきます。寝つきが悪く、夜中に目が覚めることもあります。重度のうつになると、何事にも無関心になり、何をしても楽しくありません。世の中の悪いことがすべて自分のせいのように思え、自分には生きている価値がないと感じます。双極性障害のうつ状態は、うつ病よりも自殺率が高いので注意が必要です。

躁状態の重症度は、周囲の人や日常生活に与える影響が目安となります。軽度のうちは幸せな気分になり、アイデアが次々とあふれ、饒舌《じょうぜつ》になります。一方で、短気になり集中力が低下しますが、他人や日常生活には、それほど影響を及ぼしません。中程度になると過剰に活動的、社交的になり、怒りっぽくなります。正常な判断力や集中力を失い、仕事を途中で投げ出すなど、他人に迷惑をかけるようになります。重度の躁状態では本人は最高の気分に達しますが、イライラも募り、攻撃性が増します。誇大妄想が激しくなり、性的に逸脱したり、他人を傷つける恐れも出てきます。このような状態になると、原則として入院が必要になります。

うつ状態と躁状態は３段階に分けられる

うつ状態		躁状態
気分が落ち込み人と会うのが億劫になり、趣味などが楽しめない。眠りが浅く、空腹感も感じにくい	軽度	幸福感、アイデアにあふれ饒舌になる
心底自分が嫌になる。食欲も低下。寝つきが悪い	中程度	過剰に活動的、社交的になるが、正常な判断力や集中力を失う。他人に迷惑をかけるようになる
何事にも無関心になる。悪いことはすべて自分のせいと考え、生きている価値がないと感じる	重度	最高の気分になる。反面、イライラも募り、人を傷つけ攻撃性も増す。性的逸脱、誇大妄想が激しくなる

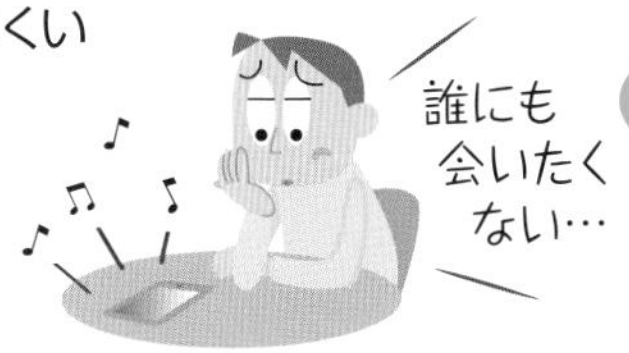
誰にも
会いたくない…

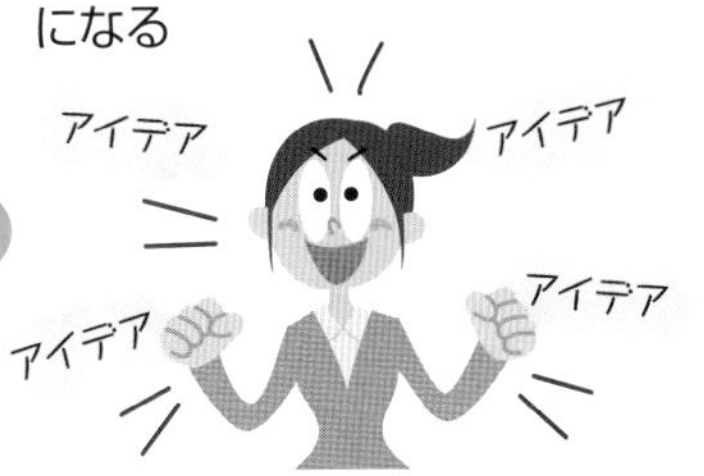

…自己嫌悪…

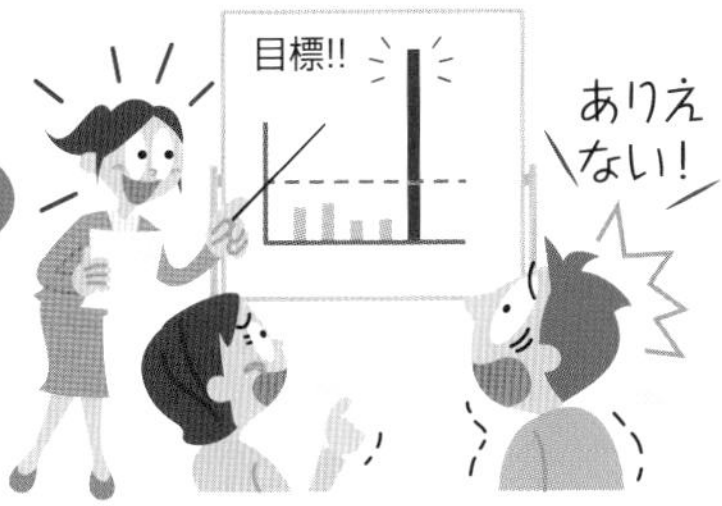
目標!!
ありえない!

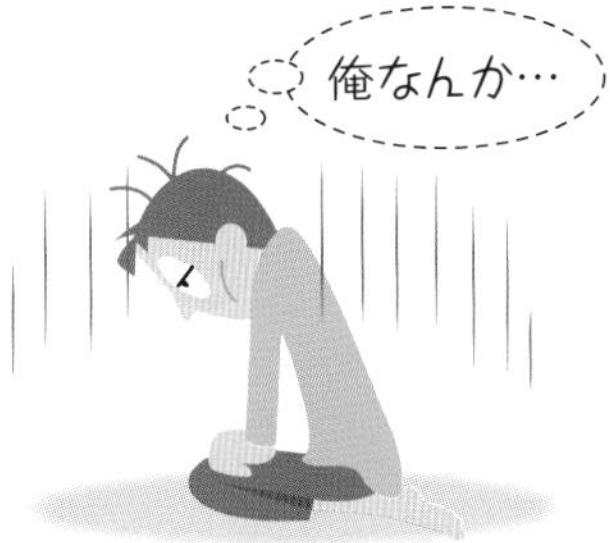
俺なんか…

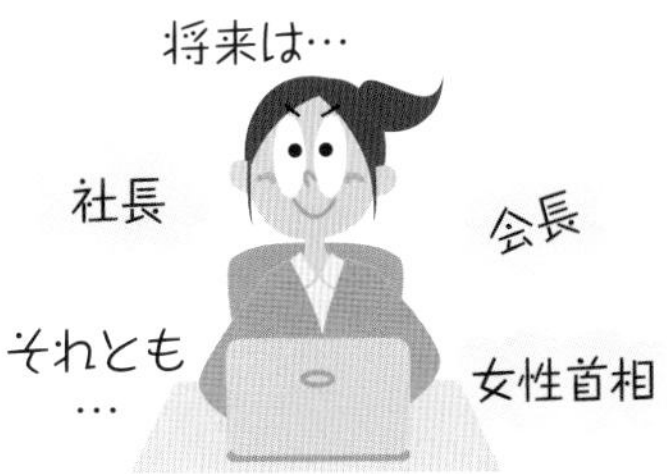
将来は…
社長
会長
それとも…
女性首相

頻繁に躁とうつをくり返す「急速交代型」

双極性障害の躁とうつをくり返すサイクルは、個人差がありますが、だいたい数カ月から数年といわれています。そして、再発をくり返すうちに、そのサイクルは徐々に短くなるとされています。なかには、1年の間に4回以上も躁とうつが繰り返されることがあり、このような状態を「急速交代型（ラピッドサイクラー）」といいます。

急速交代型になると、気分の波が目まぐるしく上下します。「躁転《そうてん》」といって、昨日までうつ状態でほとんど動けなかったのに、翌朝目覚めたら気分爽快、元気いっぱいの躁状態に変わっていることもあります。一見すると、うつが治ったかのように見えますが、そうではありません。

急速交代型は、発症時から認める場合と、途中から急速交代化する場合がありますが、後者が約8割を占めます。また、男性よりも女性に多くみられる傾向があります。

急速交代型が起こる原因としては、まず1つに抗うつ薬の副作用が考えられます。抗うつ薬のなかでも、「三環系抗うつ薬*」と呼ばれるタイプの薬を飲んでいる場合に起こりやすくなります。そのほかには、甲状腺機能低下症が危険因子となることがあります。

また、途中から急速交代化した場合は、家族が患者さんに対して心ない言葉を発したり、患者さんの言動に家族が左右されすぎるなど、患者さんと家族との間に生じる慢性的なストレスが関与している場合もあるといいます。

いずれにせよ、急速交代型になると、双極性障害の治療・予防に最も有効な気分安定薬「リチウム」が効きにくくなり、急速に上下する気分をコントロールするのが難しくなります。結果、再発のサイクルがどんどん短くなり、症状が落ち着いている期間がほとんどなくなるので、患者さんはとても疲弊します。

用語解説　三環系抗うつ薬　最も歴史の古い抗うつ薬。作用が強く、高い効果が期待できる一方で、副作用も多いことから、現在は積極的に用いられることは少ない。

躁とうつのくり返しのサイクルが短くなる

1年間に4回以上、躁とうつをくり返す。この状態を急速交代型（ラピッドサイクラー）という

急速交代型になると…

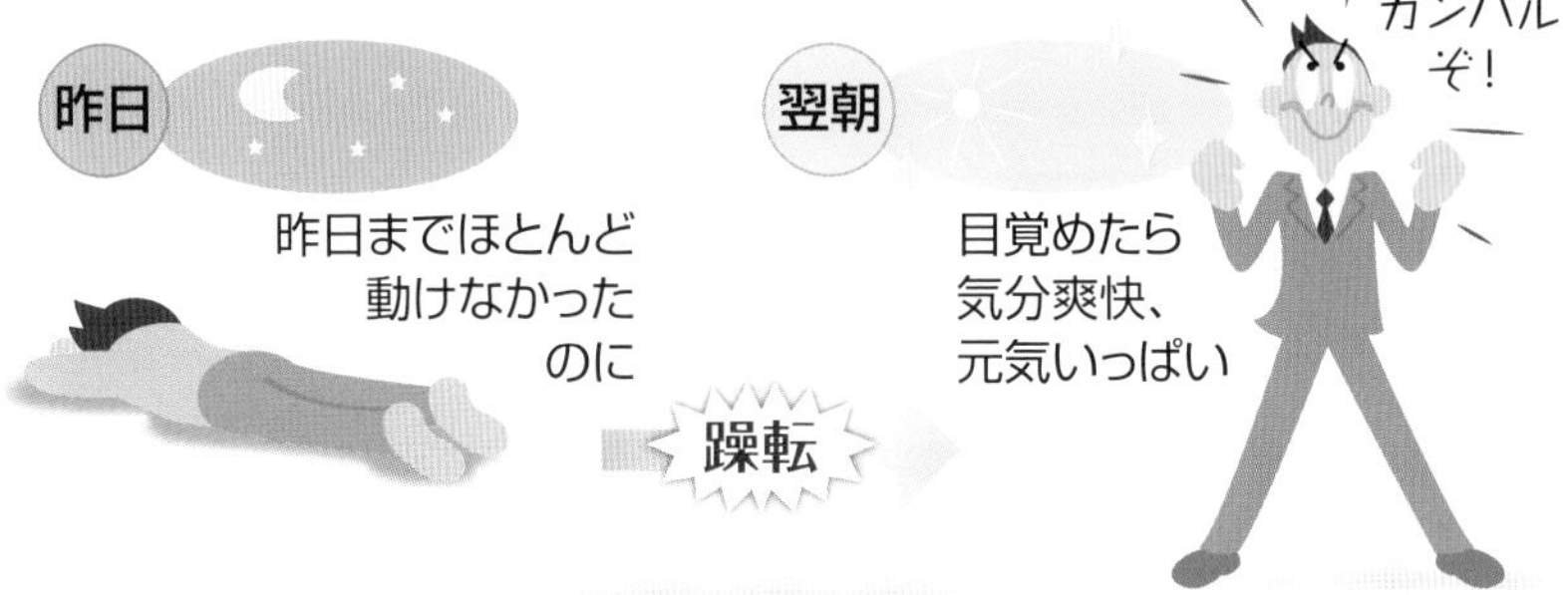
昨日
翌朝
昨日までほとんど動けなかったのに
躁転
目覚めたら気分爽快、元気いっぱい
よし！！
仕事ガンバルぞ！

このように気分の波が目まぐるしく変わる状態を「躁転」という

その原因は…

抗うつ薬の副作用

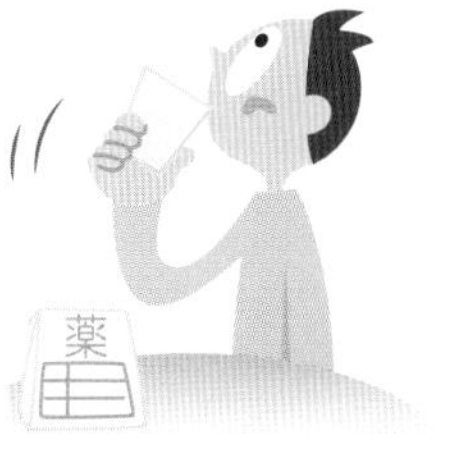
薬

抗うつ薬の「三環系うつ薬」と呼ばれるタイプの薬を飲んでいる場合に起こりやすくなる

甲状腺機能低下症

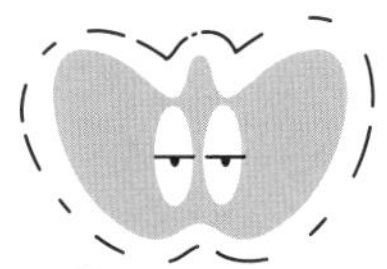

甲状腺の機能低下が危険因子となることもある

家族の対応

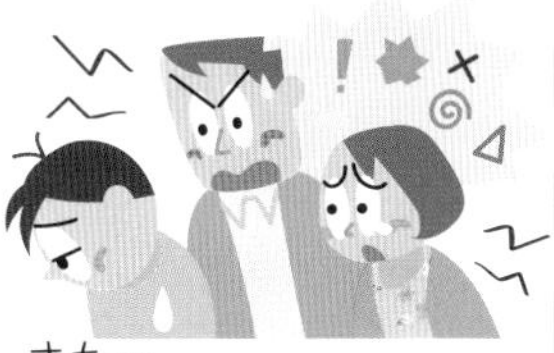

また…

家族との間に生じる心ない言葉などの慢性的なストレス

急速交代型は発症時からが2割、途中から認められる場合が8割を占めます。男性より女性の方が多くみられます

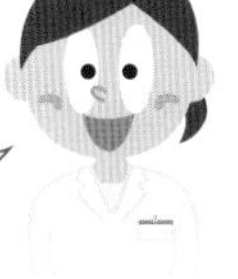

双極性障害の診断基準（DSM-5に基づく）

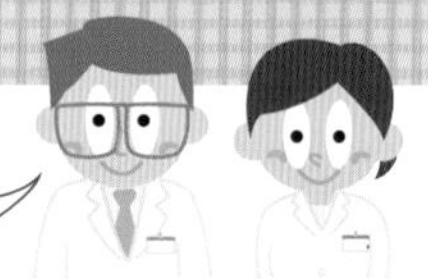

双極性障害は、以下の「躁病エピソード」、「軽躁病エピソード」、「抑うつエピソード」の組み合わせで診断されます

双極Ⅰ型障害	躁病エピソードに該当すれば、抑うつエピソードがなくても双極Ⅰ型障害と診断される
双極Ⅱ型障害	軽躁病エピソードに加えて、抑うつエピソードに該当したことがあり、過去に躁病エピソードがなければ、双極Ⅱ型障害と診断される

躁病エピソード

A 気分が異常かつ持続的に高揚し、開放的または怒りっぽくなる。加えて、異常かつ持続的に高い目標に向けて活動する活力が増している。このような普段とは異なる期間が、少なくとも１週間、ほぼ毎日、１日の大半において続いている（入院治療が必要な場合は期間を問わない）。

B 気分が障害され、活動または活力が増した期間中、以下の症状のうち３つ（またはそれ以上）（気分が怒りっぽいだけの場合は４つ）に該当し、普段の行動とは明らかに異なった変化を示している。

- 自尊心の肥大、または誇大
- 睡眠欲求の減少（3時間眠っただけで満足するなど）
- 普段よりよくしゃべる、またはしゃべり続けなければいけないと感じる
- 様々な考えがとめどなく湧いてくる、またはいくつもの考えがせめぎ合っている
- 人から注意散漫だといわれる
- 社会的、職場または学校内、性的のいずれかで、高い目標に向けた活動性が増している。または、動き回らずにいられない
- 制御のきかない買いあさり、無分別な性行動、ばかげた事業への投資など、困った結果につながる可能性の高い活動に熱中する

C この気分の障害は、社会的または職業的機能に著しく障害を引き起こしている。あるいは自分または他人に害を及ぼすことを防ぐために入院が必要となるほど重症である。または、妄想や幻聴をともなう。

D この気分の障害は、物質の影響やそのほかの病気によるものではない。

軽躁病エピソード

A 気分が異常かつ持続的に高揚し、開放的または怒りっぽくなる。加えて、異常かつ持続的に活動する活力が増している。このような普段とは異なる期間が、少なくとも４日間、ほぼ毎日、１日の大半において続いている。

B 気分が障害され、活動または活力が増した期間中、以下の症状のうち３つ（またはそれ以上）（気分が怒りっぽいだけの場合は４つ）が続いており、普段の行動とは明らかに異なった変化を示している。

- 自尊心の肥大、または誇大
- 睡眠欲求の減少（3時間眠っただけで満足するなど）
- 普段よりよくしゃべる、またはしゃべり続けなければいけないと感じる
- 様々な考えがとめどなく湧いてくる、またはいくつもの考えがせめぎ合っている
- 人から注意散漫だといわれる
- 社会的、職場または学校内、性的のいずれかで、高い目標に向けた活動性が増している。または、動き回らずにいられない
- 制御のきかない買いあさり、無分別な性行動、ばかげた事業への投資など、困った結果につながる可能性の高い活動に熱中する

C この気分の障害が現れているときは、症状のないときのその人ではないように見える。

D この気分の障害や変化は、他人が見てもわかる。

E この気分の障害は、社会的または職業的機能に著しく障害を引き起こしたり、入院を必要とするほど重症ではない。

F この気分の障害は、物質の影響によるものではない。

抑うつエピソード

A 以下の症状のうち５つ（またはそれ以上）が同じ２週間の間に存在し、病前の機能からの変化を起こしている。なお、これらの症状のうち少なくとも１つは、(1)の抑うつ気分、または(2)の興味または喜びの喪失である。　注：明らかに他の病気による症状は含まない。

(1) その人自身の言葉（悲しみ、空虚感、絶望を感じるなど）か、他者の観察（涙を流しているように見えるなど）によって示される、ほとんど1日中、ほとんど毎日の抑うつ気分（子どもや青年では、怒りっぽい場合もありうる）
(2) その人の説明、または他者の観察によって示される、ほとんど1日中、ほとんど毎日のすべて、またはほとんどすべての活動における興味または喜びの著しい減退
(3) 食事療法をしていないのに体重が減っている、または体重が増えている（1カ月で体重の5%以上の変化など）。また、ほとんど毎日の食欲の減退、または増加（子どもの場合は期待される体重増加がみられないことも考慮する）
(4) ほとんど毎日の不眠または過眠
(5) ほとんど毎日、じっとしていられず、そわそわして落ちつかない、または話し方や動作が緩慢になっている
(6) ほとんど毎日の疲労感、または気力の減退
(7) ほとんど毎日、自分には価値がないと感じる。または自分に対する過剰で不適切な罪責感がある（妄想的な場合もある）
(8) 思考力や集中力の減退、または決断困難がほとんど毎日みられる
(9) 特別な計画はないが、死にたい気持ちがあるなど、くり返し死について考える。または自殺を企てたり、自殺するためのはっきりとした計画がある

B その症状は、明らかに苦痛をもたらし、社会的または職業的機能に障害を引き起こしている。

C その症状は、物質の影響やそのほかの病気によるものではない。

第３章

原因と背景、合併する障害について

双極性障害を発病する根本的な原因は、今はまだわかっていませんが、脳の神経伝達物質や遺伝子の異常、ストレスや生活リズムの乱れなどがリスクを高めるとされています。また、双極性障害は、他の精神疾患を合併しやすいのも特徴です。

双極性障害の発病の原因は？

原因は未解明の部分が多い

　双極性障害と診断されると、「どうして発病してしまったのか？」、「何がいけなかったのか」などと原因をあれこれ考えがちです。なかには「こころが弱いから」、「我慢が足りないから」などと考える人も少なくありません。

　しかし、これらは誤った認識です。双極性障害は、性格や考え方の偏りによって起こるものではありません。患者さんに見られる偏った行動や言動は、病気を発病した結果として現れる症状の1つであり、その症状を起こさせる原因は脳にあります。第1章でも述べましたが、双極性障害は脳の機能の不具合によって起こる脳の病気なのです。

　ですから、「考え方を修正すれば…」、はたまた「性根を入れ替えれば治せるはずだ」などというのも間違いです。双極性障害の治療では、まずは薬を用いて病気をコントロールすることが不可欠だということを理解しておいてください。

　では、脳の機能に不具合を起こさせる根本的な原因はというと、現在はまだはっきり解明されていません。しかし、双極性障害の患者さんの脳内ではどんな変化が起きているのか、また発病にはどんな因子が関与しているのかなど、いくつかわかっていることがあります。

　また、発病の引き金となるきっかけについても、ストレスや環境、気質や性格など、いくつかの誘因が考えられています。これらの誘因は発病だけでなく、病気の再発に関わってくることでもあるので、しっかり理解しておくことが大切です。

　次項からは発病の原因やきっかけについて、もう少しくわしく見ていくことにしましょう。

双極性障害は「脳の病気」

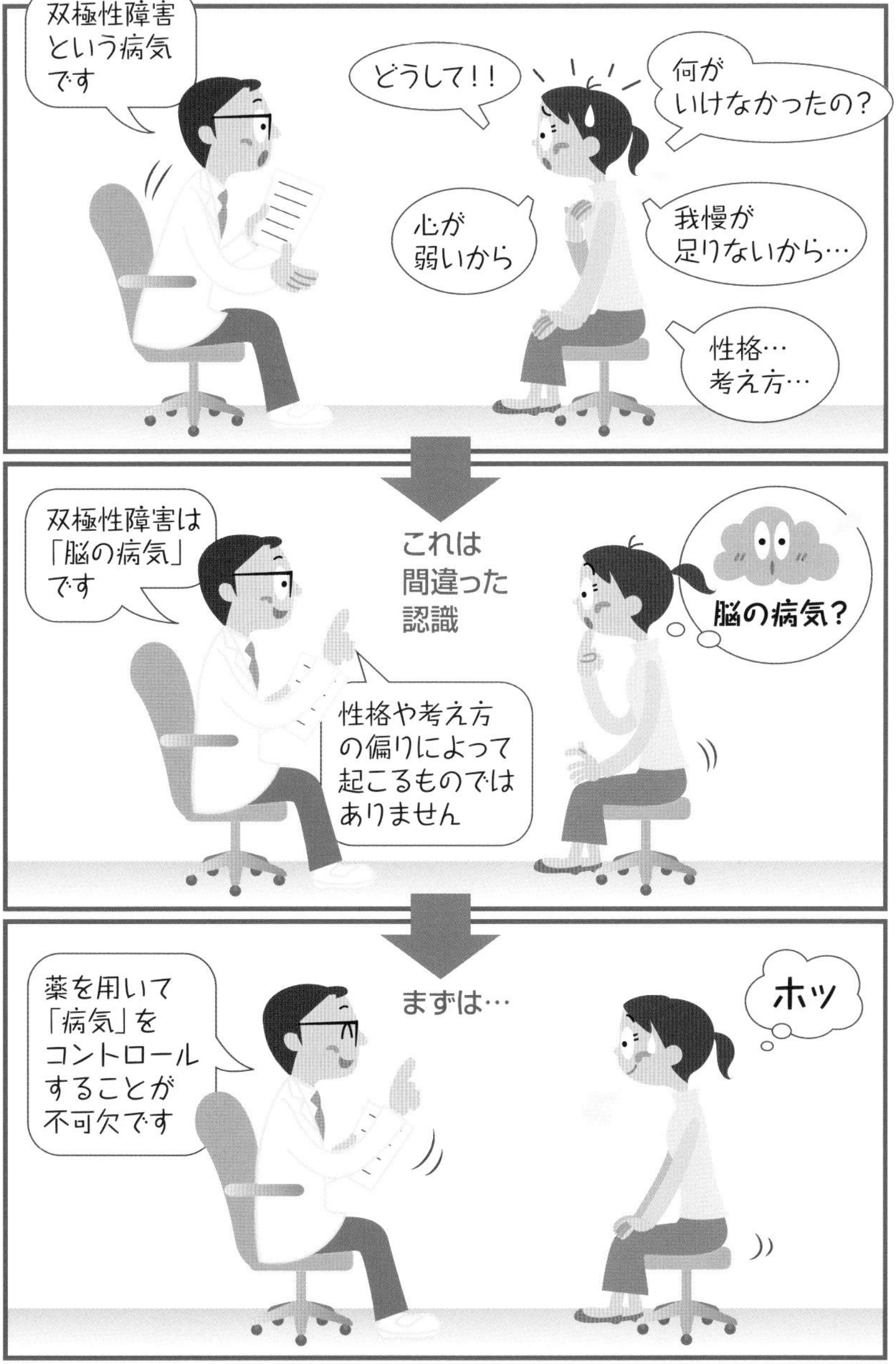
双極性障害
という病気
です
どうして!!
何が
いけなかったの?
心が
弱いから
我慢が
足りないから…
性格…
考え方…
双極性障害は
「脳の病気」
です
これは
間違った
認識
脳の病気?
性格や考え方
の偏りによって
起こるものでは
ありません
薬を用いて
「病気」を
コントロール
することが
不可欠です
まずは…
ホッ

脳内の情報伝達の乱れが影響することも

双極性障害の発病には、脳内の「神経伝達物質」の乱れが関わっていると考えられています。

脳内では、無数の神経細胞が複雑なネットワークをつくりあげ、思考や感情といった情報をやりとりしています。この情報伝達に重要な役割を果たしているのが神経伝達物質です。

神経伝達物質には、ドーパミンやセロトニン、アセチルコリン、グルタミン酸など、様々な種類が発見されていますが、とくに双極性障害と関係が深いとされているのは「ドーパミン」、「セロトニン」、「ノルアドレナリン」です。これらは構造上の共通点から「モノアミン*」と総称されています。このモノアミンの乱れによって、躁やうつが引き起こされるのではないかという仮説が「モノアミン仮説」です。

モノアミンのなかでも、ドーパミンは快楽や興奮、覚醒などに関わるとされています。躁状態とはドーパミンが過剰になっている状態、逆にドーパミンが不足すると、快楽を感じられないうつ状態になってしまうと考えられるのです。

双極性障害と神経伝達物質の関連は、あくまでも仮説の域を出ないのですが、今後の研究でさらにそれらの機能が明らかになれば、より有効な薬の開発につながることでしょう。

一方で、双極性障害の脳内にみられる変化という点では、感情のコントロールに関わる「前部《ぜんぶ》帯状《たいじょう》回《かい》」や、実行機能などに関わる「背外側《はいがいそく》前頭前皮質」という部位の体積が小さくなっていること、攻撃性や恐怖、情動的な記憶に関わる「扁桃体《へんとうたい》」の働きが亢進していること、情動と記憶に関わる「海馬《かいば》」で「介在ニューロン」と呼ばれる神経細胞が減っていることなどが確認されています。

ただ、これらの変化は双極性障害以外の精神疾患にもみられることがあり、なぜ起こるのかなどくわしいことは解明されていません。

用語解説　モノアミン　分子内にアミノ基を１個だけ持つ神経伝達物質の総称。ドーパミン、セロトニン、ノルアドレナリンのほか、アドレナリン、ヒスタミンなどがある。

モノアミン仮説

双極性障害がモノアミン（ドーパミン、セロトニン、ノルアドレナリンなどの気分や感情に関わる神経伝達物質の総称）の乱れが原因となって引き起こされるのではないかという学説

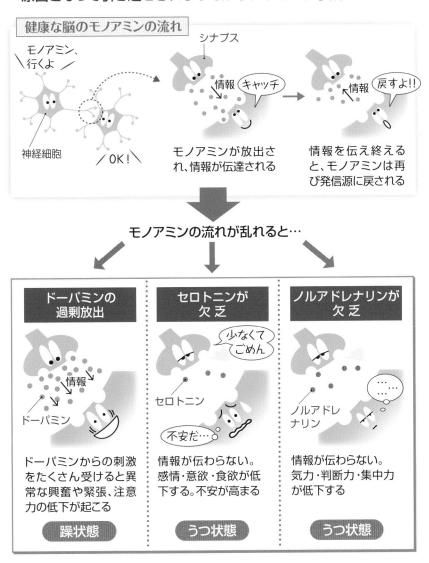

健康な脳のモノアミンの流れ

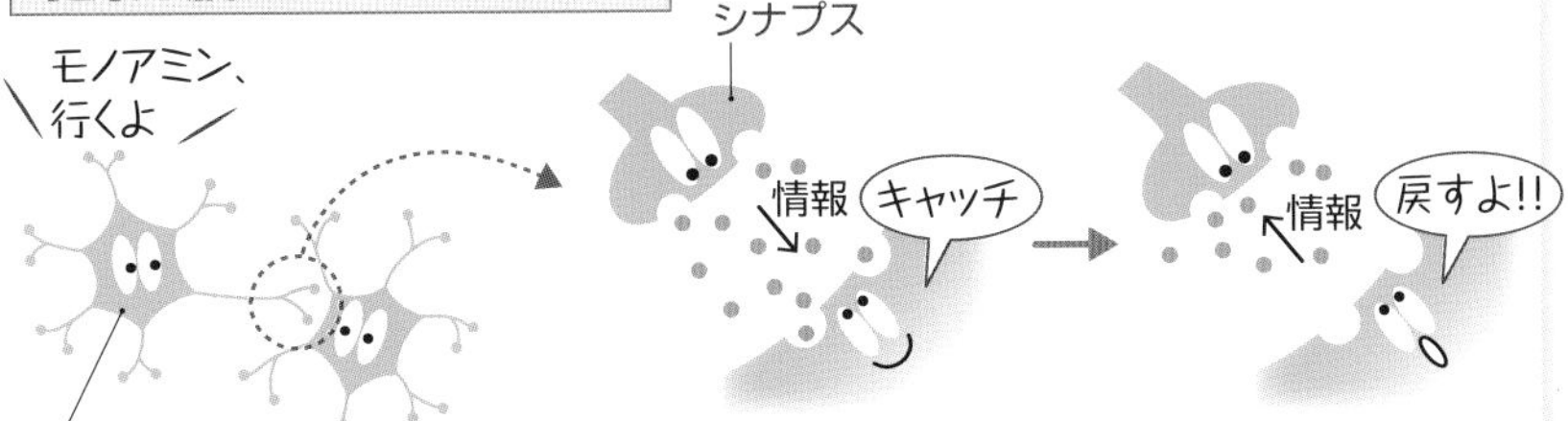

モノアミンが放出され、情報が伝達される

情報を伝え終えると、モノアミンは再び発信源に戻される

モノアミンの流れが乱れると…

ドーパミンの過剰放出

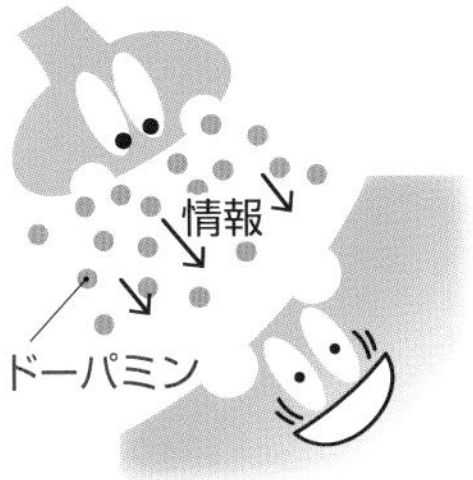

ドーパミンからの刺激をたくさん受けると異常な興奮や緊張、注意力の低下が起こる

躁状態

セロトニンが欠乏

情報が伝わらない。感情・意欲・食欲が低下する。不安が高まる

うつ状態

ノルアドレナリンが欠乏

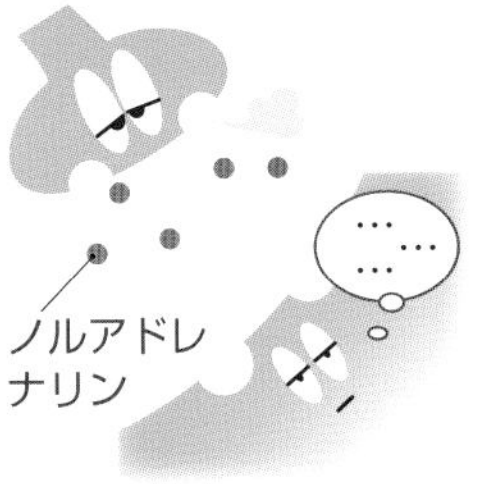

情報が伝わらない。気力・判断力・集中力が低下する

うつ状態

遺伝子や育った環境が影響することも

双極性障害の発病の原因として、最も関与が深いとされているのが「遺伝子*」です。

遺伝子とは、私たちの体をつくる設計図のようなもので、ヒトには約3万個の遺伝子があると考えられています。私たちの体は、この遺伝子の指令に基づいてつくられ、維持されています。

ただ、同じヒトでも100％同じ遺伝子を持っているわけではありません。全遺伝子の0・5％くらいは違っており、私たちの顔や性格が一人ひとり違うのも、遺伝子の微妙な違いによるものです。

そして、この遺伝子の違いは、ある病気になりやすいかどうかや、ある薬が効くかどうかなどにも影響を与えます。

双極性障害に関しては、複数の関連遺伝子が見つかっています。しかし、この遺伝子を持っていると必ず発病するといった特定の遺伝子は見つかっておらず、いくつかの遺伝子の組み合わせによって、発病する可能性が高まると考えられています。

双極性障害は遺伝の影響が大きい病気ですが、いわゆる遺伝病ではないということです。このことは、双子を対象とした調査研究によっても証明されています。

全く同じ遺伝子を持つ一卵性双生児の場合、2人とも双極性障害になる確率（一致率）は50～70％程度、一方、遺伝子が同じではない二卵性双生児では、同確率は20％程度とされています。つまり、遺伝の影響が大きいことは免れない事実なのですが、一卵性双生児でも100％ではないということは、遺伝以外の影響も関連しているということです。

双極性障害の発病には、遺伝子の影響に加えて幼児期の育った環境や親との関係なども、原因の1つとして考えられています。さらには、次項で述べる様々な誘因が複雑に絡み合って発病すると考えられるのです。

用語解説

遺伝子　親から子へ、遺伝情報を伝えるもの。細胞の核と呼ばれる部分にある染色体の中に、ＤＮＡ（デオキシリボ核酸）として存在している。

遺伝子と環境が発病に関与することも

遺伝子 双子を対象とした調査研究によると、2人とも双極性障害を発症する確率は…

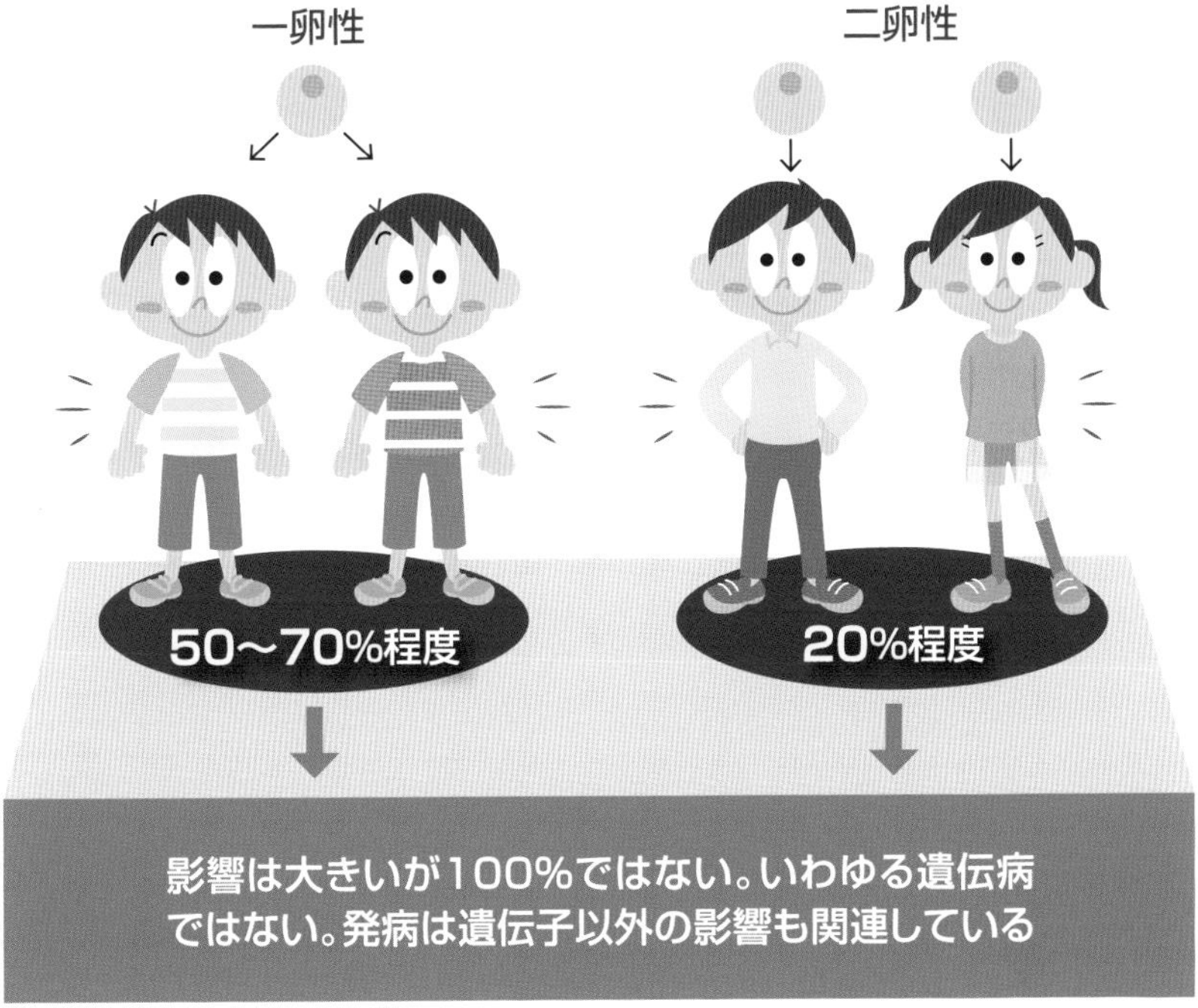
一卵性
二卵性
50〜70%程度
20%程度
影響は大きいが100%ではない。いわゆる遺伝病ではない。発病は遺伝子以外の影響も関連している

環 境 育った環境も発病の原因の1つと考えられている

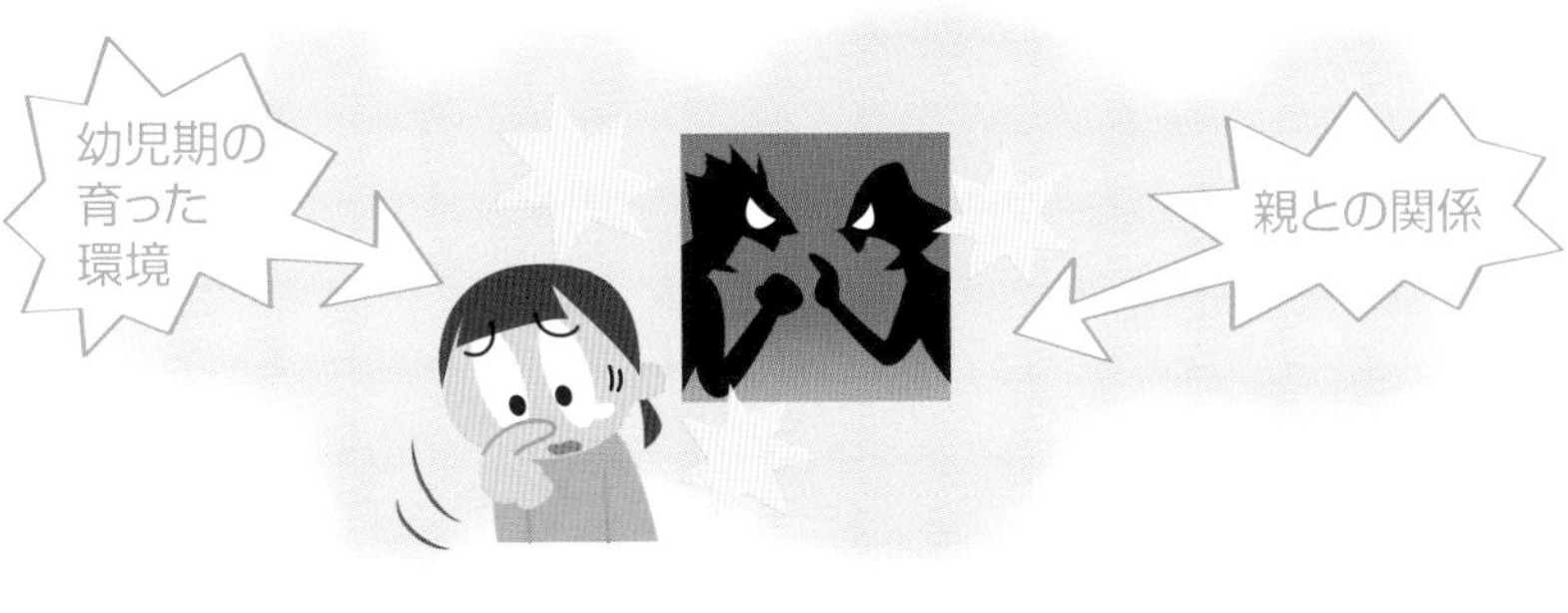
幼児期の
育った
環境
親との関係

発病のきっかけは？

ストレスは発病や再発の引き金に

　ストレスは発病の直接の原因ではありませんが、ストレスをきっかけに双極性障害を発病、あるいは再発することはしばしばあります。

　ストレスを受けた脳は、大脳辺縁系の海馬で不安や恐怖、怒りや悲しみなどの情動を起こすとともに、ストレス反応の中枢である視床下部《ししょうかぶ》にその情報を伝えます。視床下部は、自律神経や内分泌をコントロールする司令塔のような役目を担っており、脳の下垂体に司令を出し、副腎皮質からコルチゾールというホルモンを分泌させます。

　コルチゾールの本来の役割は、ストレスから身を守るため、血圧や血糖値を上昇させて体を臨戦態勢にすることです。ストレス状態が終わると、コルチゾールの分泌は抑制されるようになっているのですが、慢性的なストレスが続くと、ホルモン分泌を制御できなくなるのです。

　コルチゾールが過剰に分泌され続けると、脳では海馬の神経細胞が新生しにくくなり、海馬の萎縮《いしゅく》が進みます。海馬は過去の記憶からストレスを評価し、情動を起こすところですから、ここが萎縮してしまうとストレスに対して適正な反応ができなくなり、双極性障害やうつ病などの精神疾患を引き起こすことがあるのです。

　ただ、ストレスが過剰になったからといって、誰もが病気になるわけではありません。「ストレス脆《ぜい》弱《じゃく》性」*を持っている人が一定以上のストレスを受けたときに、双極性障害を発病すると考えられます。また、ストレスをきっかけに発病した場合は、再発のきっかけもストレスである場合が多いので注意が必要です。

用語解説　ストレス脆弱性　病気になりやすいかどうかの脆さ。双極性障害の場合、そこには脳の神経伝達物質の異常や脳の構造的な変化などが考えられる。

慢性的なストレスがこころの病気を引き起こす！？

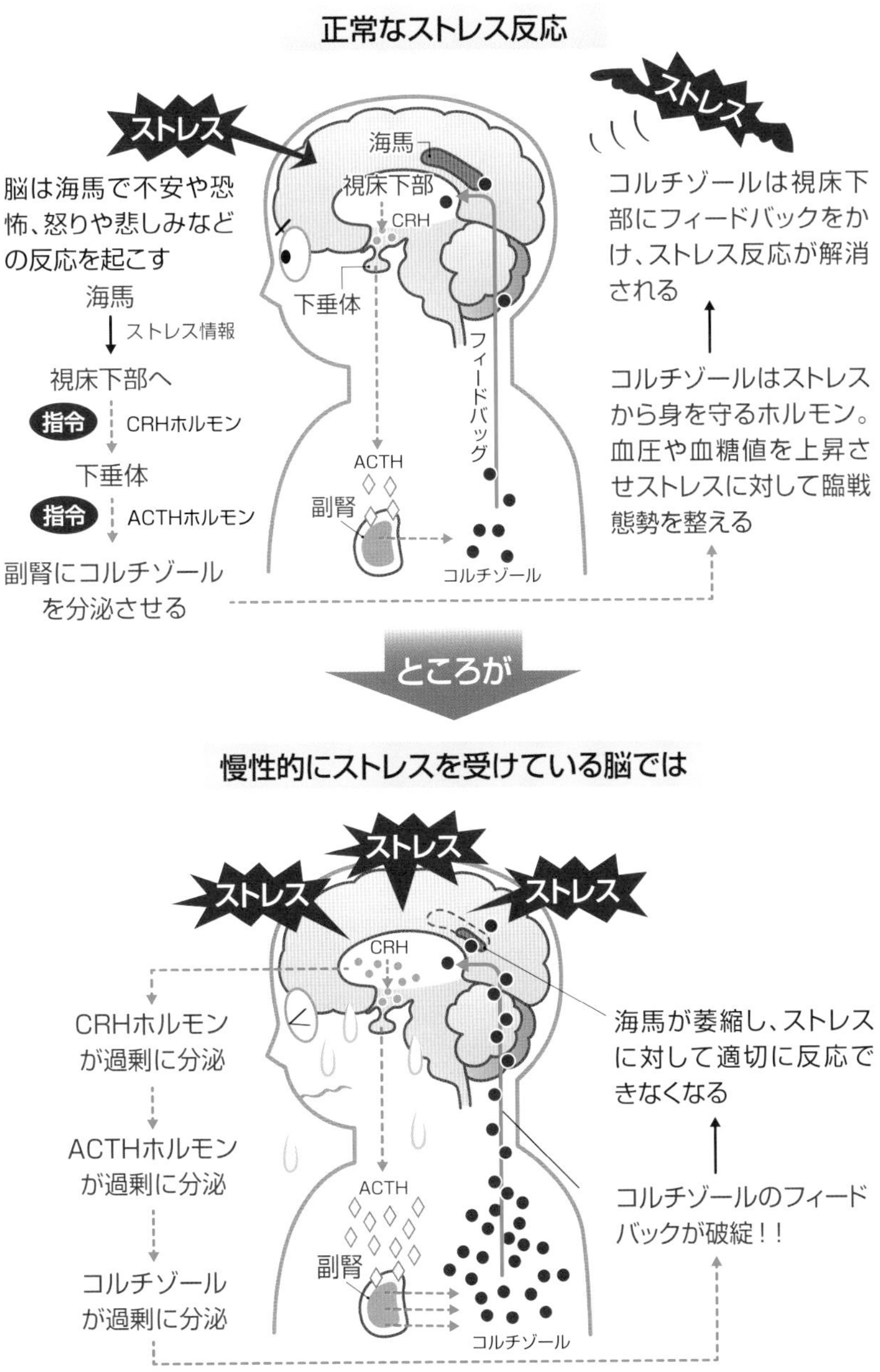
正常なストレス反応
ストレス
脳は海馬で不安や恐怖、怒りや悲しみなどの反応を起こす
海馬
ストレス情報
視床下部へ
指令
CRHホルモン
下垂体
指令
ACTHホルモン
副腎にコルチゾールを分泌させる
海馬
視床下部
CRH
下垂体
フィードバック
ACTH
副腎
コルチゾール
ストレス
コルチゾールは視床下部にフィードバックをかけ、ストレス反応が解消される
コルチゾールはストレスから身を守るホルモン。血圧や血糖値を上昇させストレスに対して臨戦態勢を整える
ところが
慢性的にストレスを受けている脳では
ストレス
ストレス
ストレス
CRH
CRHホルモンが過剰に分泌
ACTHホルモンが過剰に分泌
コルチゾールが過剰に分泌
ACTH
副腎
コルチゾール
海馬が萎縮し、ストレスに対して適切に反応できなくなる
コルチゾールのフィードバックが破綻！！

生活リズムの乱れ、ライフイベントに要注意

発病のきっかけとなるストレスには、仕事上の問題や人間関係の悩みなどといった慢性的なストレスもあれば、「ライフイベント」といって、人生の転機となるような大きな出来事がストレスになることもあります。

ライフイベントには、家族との死別や離婚、リストラなど、誰にとってもマイナスの出来事のほか、結婚や出産、昇進など、喜ばしい出来事も含まれます。物事の受け止め方は人によって違うため、新しい出来事や変化に対応するのが苦手な人や、ストレスへの脆弱性を持っている人にとっては、たとえそれが喜ばしい出来事であっても、大きなストレスになってしまうことがあるのです。

また、「双極性障害の不安定仮説」といって、ライフイベントのような出来事と双極性障害を「生活リズムの乱れ」という視点で結びつける学説も存在します。

例えば、大切な人が亡くなるというライフイベントがあったとします。あまりの悲しみに眠れない日が続き、躁あるいはうつを生じたとしたら、従来の考え方では大切な人との死別という事実に注目しがちです。しかし、双極性障害の不安定仮説では、ライフイベントの内容よりも、それによって眠れなくなったこと、すなわち生活リズムに著しい乱れが生じてしまったことが症状発現に結びついたと考えるのです。

実際に、双極性障害では徹夜明け、夜勤などで昼夜が逆転したあと、逆に長時間寝過ぎたあとなどに、一気に躁転してしまうこともめずらしくありません。双極性障害の患者さんでは、睡眠・覚醒リズム（生活リズム）に乱れを生じている人が多くみられるのです。そのため、双極性障害の治療では「社会リズム療法」（118頁）といって、生活リズムを矯正する治療法を薬物療法に併用することがあります。

「双極性障害の不安定仮説」とは

家族との死別や離婚、リストラなどの「ライフイベント」と双極性障害を「生活リズムの乱れ」という視点で結びつける学説

例 大切な人が亡くなった

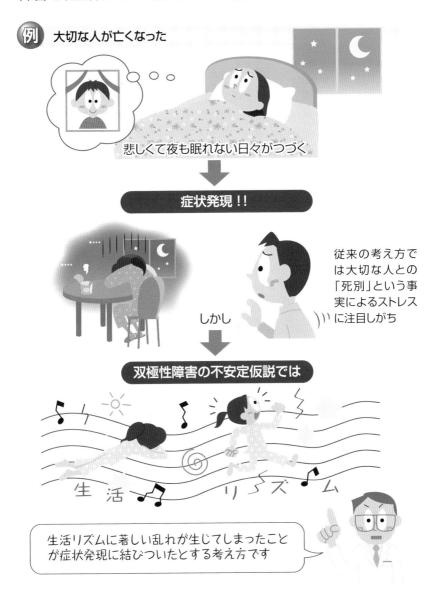

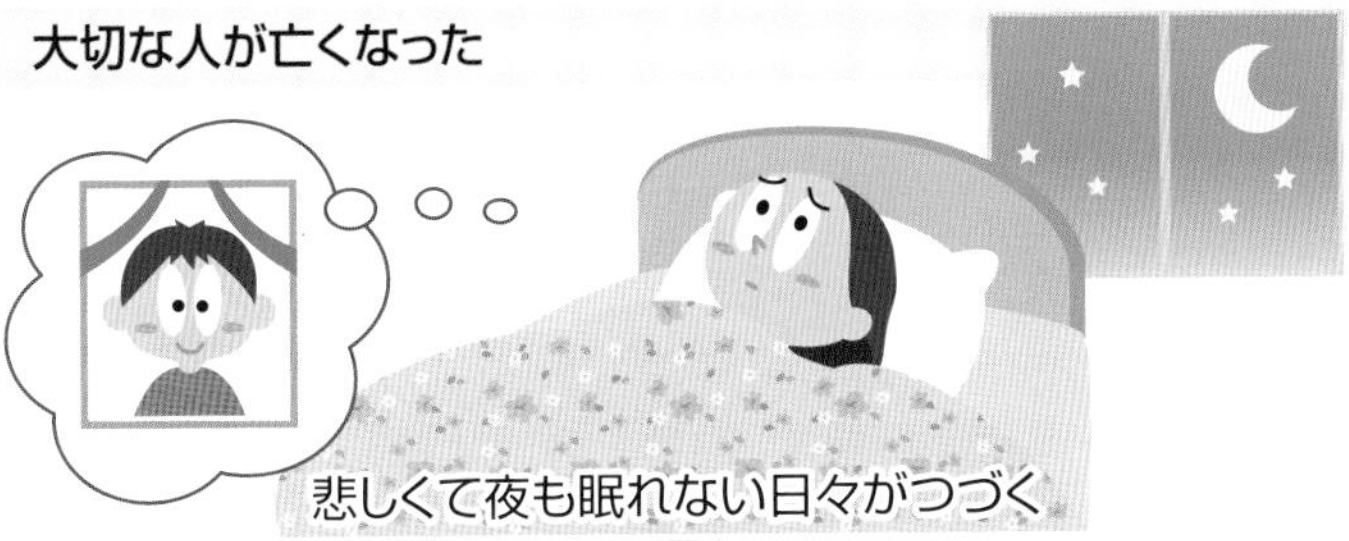
悲しくて夜も眠れない日々がつづく

症状発現!!

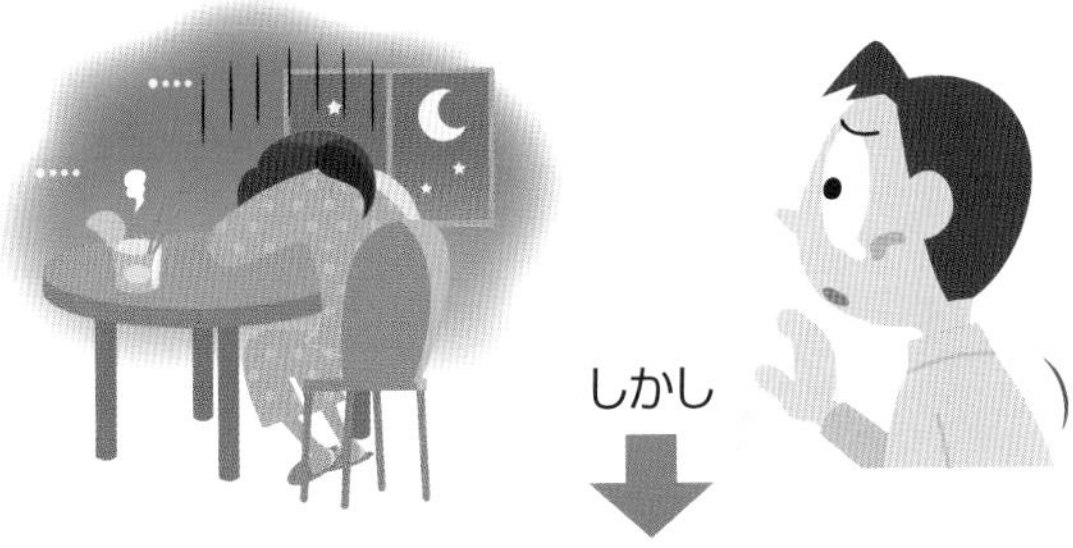

しかし

従来の考え方では大切な人との「死別」という事実によるストレスに注目しがち

双極性障害の不安定仮説では

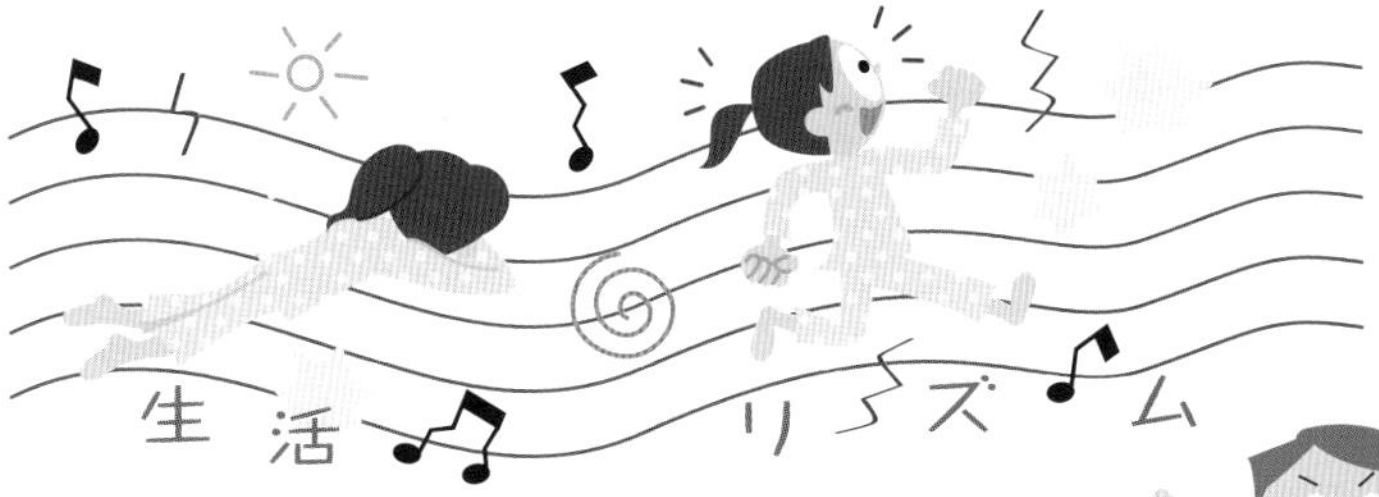
生活リズム

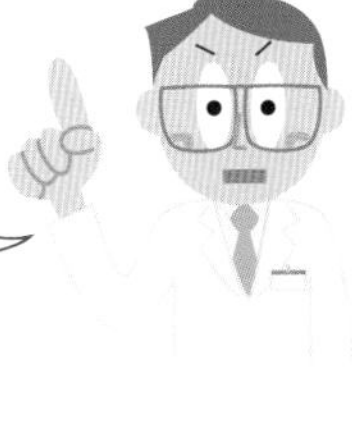

生活リズムに著しい乱れが生じてしまったことが症状発現に結びついたとする考え方です

薬の副作用

うつ病の治療中に、抗うつ薬の副作用で突然、躁状態になってしまうことがあります。この躁転の副作用が比較的多くみられるのは、抗うつ薬のなかでも「三環系抗うつ薬」と呼ばれる薬です。

三環系抗うつ薬は、抗うつ薬のなかでも最も歴史の古い薬で、当初は統合失調症の治療薬として開発されたのですが、実際は統合失調症には効果がなく、うつ病に効果があることがわかり、抗うつ薬として広く用いられるようになりました。ただ、三環系抗うつ薬は、効き目が強い反面、口の乾きや便秘、体重増加、めまい、ふらつきなどの副作用が多くみられることが問題でした。

日本で使用できる三環系抗うつ薬は、「イミプラミン（商品名：トフラニール）」や「アミトリプチリン（商品名：トリプタノール）」など、全部で8種類ありますが、その後、より副作用の少ない「SSRI」や「SNRI」*といった新しいタイプの抗うつ薬が登場し、現在は三環系抗うつ薬が第一選択薬として使われることはほとんどありません。しかし、「SSRI」や「SNRI」が効かない場合の第二選択薬として、あるいは重症例では効果の強い三環系抗うつ薬を第一選択薬として用いることがあります。

こうした場合などに躁転が起こると、薬のせいで双極性障害を発病してしまったのかと思われるかもしれませんが、必ずしもそうではありません。薬の副作用＝発病の原因というよりは、うつ病と診断されている人のなかには潜在的に双極性障害の人がいて、その人たちが抗うつ薬を服用することで躁転が誘発されたと考えられるからです。

しかし、抗うつ薬による躁転をくり返していると急速交代型を引き起こし、治療が難しくなることもあるので、なかなかよくならないうつ病の薬物療法は慎重に行う必要があります。

用語解説　SSRI、SNRI　「SSRI」は「Selective Serotonin Reuptake Inhibitors」、「SNRI」は、「Serotonin & Norepinephrine Reuptake Inhibitors」を略したもの。

抗うつ薬の副作用には要注意

抗うつ薬の副作用のなかには、躁状態を引き起こすものがある

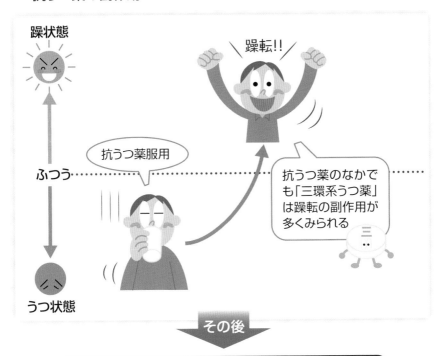

その後

副作用の少ない新しいタイプの抗うつ薬が登場!!

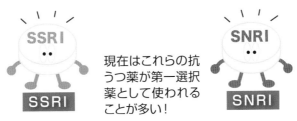

SSRI

現在はこれらの抗うつ薬が第一選択薬として使われることが多い!

SNRI

うつ病と診断された人のなかには潜在的に双極性障害の人がいて、抗うつ薬により躁転が誘発されたとする可能性も考えられます。薬物療法は慎重に行う必要があります

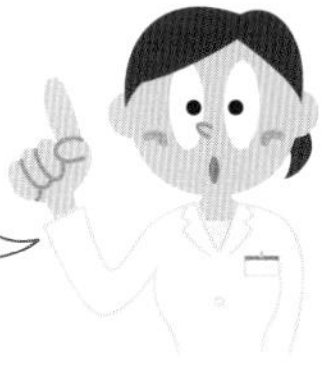

季節の移り変わりも、きっかけに

季節の移り変わりが気分に影響を与えるということは、古くから知られています。健康な人でも、秋や冬は何となく物悲しくなり、春や夏はウキウキした気分になるといった経験をしたことがあるのではないでしょうか。

双極性障害では、秋冬になるとうつ状態に、春から夏にかけては躁状態になるといった季節性の周期をくり返すことがあります。これには、季節の移り変わりにともなう日照時間の変化が関係していると考えられています。

日中に太陽の光を浴びると、脳内では神経伝達物質であるセロトニンの分泌が増えます。セロトニンは気分や感情のコントロールに欠かせない物質で、光の刺激が減少してセロトニンが不足すると、やる気やポジティブな感情を持ちにくくなります。

また、セロトニンは眠りにも深く関わっています。私たちの体には、夜になると眠くなり、朝になると目覚めるという自然な生体リズムが備わっていますが、これは脳内にある「体内時計」がつくり出しています。そして、この体内時計を司っているのがメラトニンというホルモンです。メラトニンには体内時計に働きかけて自然な眠りを誘う作用があることから、〝睡眠ホルモン〟とも呼ばれています。

夜、暗くなるとメラトニンの分泌が徐々に高まるため眠くなります。朝は、光を浴びることで体内時計がリセットされ、メラトニンの分泌は止まります。しかし、メラトニンはセロトニンを原料につくられるため、日中に光を十分に浴びないとセロトニンが不足し、メラトニンも十分に分泌されません。結果、体内時計に狂いが生じます。

双極性障害では、日照時間の変化によってセロトニンやメラトニンの分泌にも変化が起こること、さらには体内時計に狂いが生じることで、うつや躁を誘発すると考えられるのです。

双極性障害と日照時間の関係

双極性障害では、季節の移り変わりにともなう日照時間の変化が躁状態とうつ状態の周期に関係していると考えられている

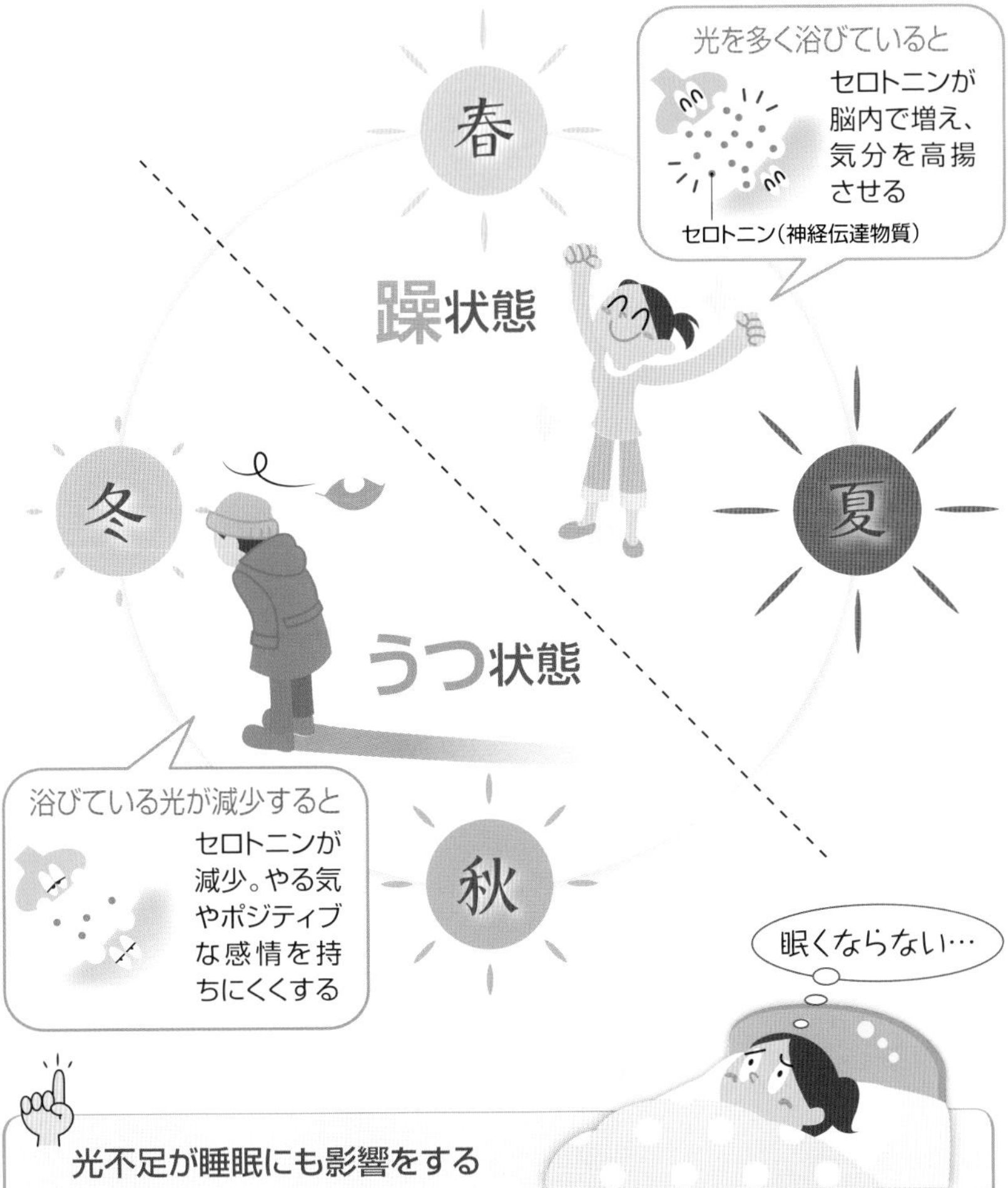

光を多く浴びていると
セロトニンが脳内で増え、気分を高揚させる

浴びている光が減少すると

眠くならない…

光不足が睡眠にも影響をする

眠りに関わるホルモンがメラトニン。睡眠ホルモンとも呼ばれ、体内時計を司っている。メラトニンの原料となるのがセロトニン。日中に十分光を浴びないとセロトニンが不足し、メラトニンも減少する。すると体内時計に狂いが生じ、夜になっても眠くなりにくくなってしまう

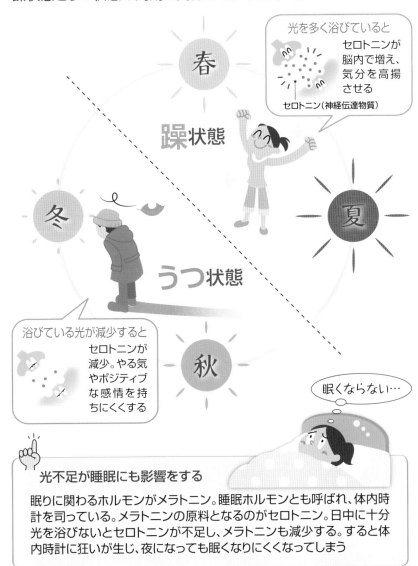

発病はどんなタイプの人に多いのか？

性格的に不安定な人は要注意

双極性障害を性格や考え方の問題だと誤解される人が多いことからも、双極性障害になりやすい性格があるのかどうかは気になるところでしょう。

精神疾患と発病する前の性格（病前性格という）との関係については、これまでにも様々な学者や医師が研究を重ねてきました。なかでも、うつ病の人によくみられる病前性格として、「メランコリー親和型」がよく知られています。メランコリー親和型とは、几帳面で責任感が強く、他人に配慮し秩序を重視するようなタイプのことをいいます。

一方、双極性障害の病前性格についてよく知られているのは、「循環気質」と呼ばれるタイプです。このタイプは、社交的で明るくユーモアがあり、快活にバリバリ仕事をこなすという躁的な傾向がある一方で、物静か、穏やか、落ち着きがある、さびしがり屋などといった抑うつ的になるときがあります。つまり、気分が高揚しているときと、落ち込むときの両面を併せ持つタイプです。

また、双極性障害の病前性格には、メランコリー親和型と循環気質がオーバーラップする性格として、こり性でこだわりが強い「執着気質」、循環気質をさらに極端にしたような「発揚気質」、怒りっぽく、周囲に対していつも批判や不満を抱いている「刺激性気質」なども挙げられています。

もちろん、双極性障害を発病した人すべてがこれらに当てはまるわけではありませんし、決めつけてかかるのはよくないのですが、共通してみられる傾向として、社交的、リーダー的なタイプであるものの、気分にムラがあり不安定な性格というのは、リスクの1つといえるのです。

双極性障害によくみられる病前性格

双極性障害の病前性格

循環気質

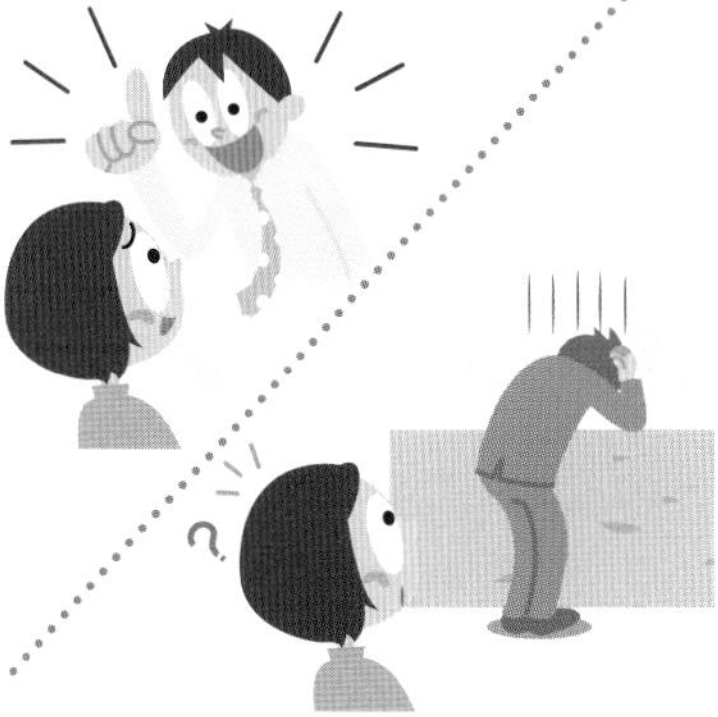

社交的で明るく、ユーモアもあるが、一方では落ち着きもあり、さびしがり屋で抑うつ的になるときもある

執着気質

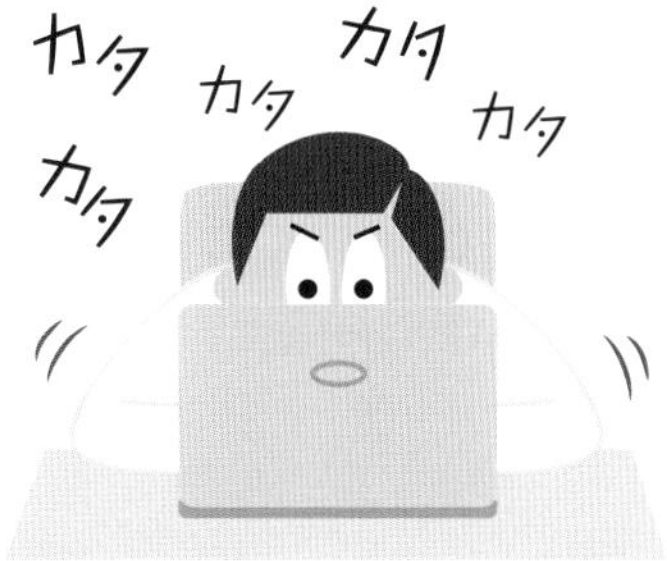

こり性。こだわりが強い

発揚気質

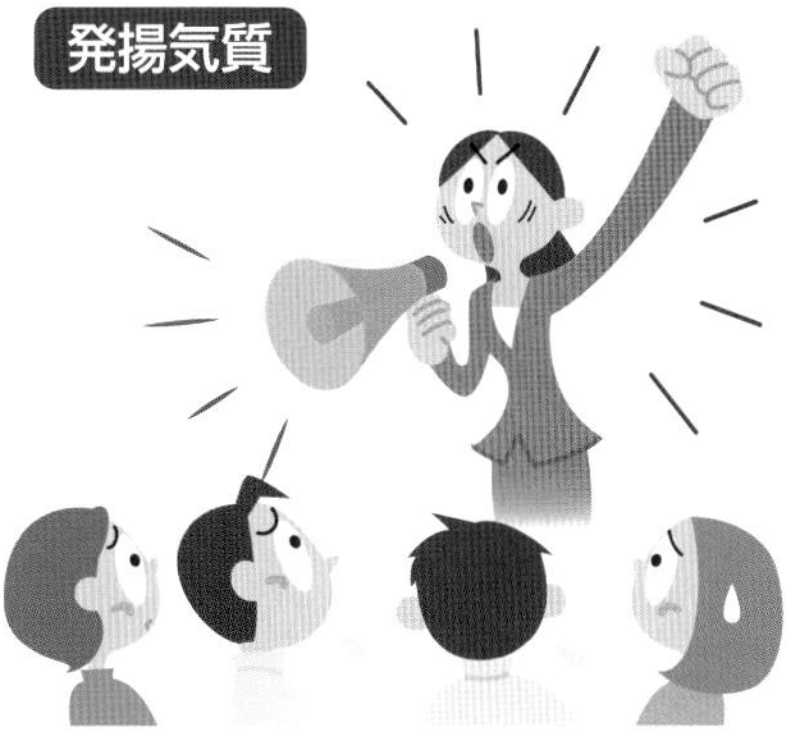

循環気質をさらに極端にしたようなタイプ

刺激性気質

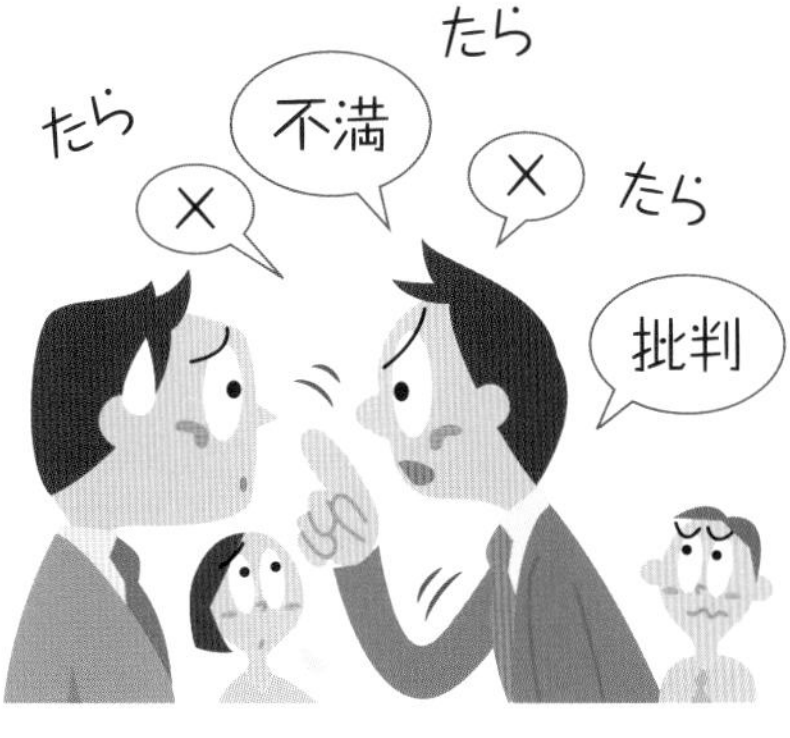

周囲に対し、批判や不満が絶えないタイプ

双極性障害は他のこころの病気を合併しやすい

複数のこころの病気を抱えるケースがある

双極性障害に限らず、こころの病気を複数合併するというのはよくあることです。

体の病気でも、糖尿病や高血圧、脂質異常症などといった生活習慣病は、複数の病気を合併しやすいことが知られています。そこには、肥満や生活習慣の乱れといった共通の要因があると同時に、それぞれの病気が互いに足を引っ張り合うようにして発症や悪化を促すとされています。

では、こころの病気はというと、多くの病気に共通していわれているのが「ストレス脆弱性」です。ストレス脆弱性とは、病気になりやすいかどうかの「脆《もろ》さ（脆弱性）」と、発病を促す「ストレス」の組み合わせによって病気が引き起こされるとする学説です。つまり、ストレス脆弱性を強く持っている人がストレスにさらされ、その人のストレス耐性の限界を超えたときに、こころの病気を発病するということです。双極性障害を発病した人がストレス脆弱性を抱えているとしたら、双極性障害以外にも、何らかのこころの病気を併発してしまうことは十分に考えられるでしょう。

実際に、双極性障害の患者さんには、複数のこころの病気を抱えるケースが多くみられます。ただ、合併するこころの病気は、双極性障害の気分の変化と関連して発症するため、その症状が双極性障害によるものなのか、それとも他のこころの病気によるものなのかを見極めるのは、専門医でも難しいのが実情です。

それでは、次項からは双極性障害に合併しやすいこころの病気について、代表的なものを見ていきましょう。

双極性障害は他のこころの病気と合併しやすい

こころの病気を抱えている人が、他のこころの病気を併発することはよくある。そこでは「ストレス脆弱性」が深く関わっているといわれている

ストレス脆弱性とは…

こころの病気になりやすい「脆さ（脆弱性）」と、発病を促す「ストレス」の組み合わせによって病気が引き起こされるとする学説

◇こころの疾患にみるストレスと脆弱性の関係◇

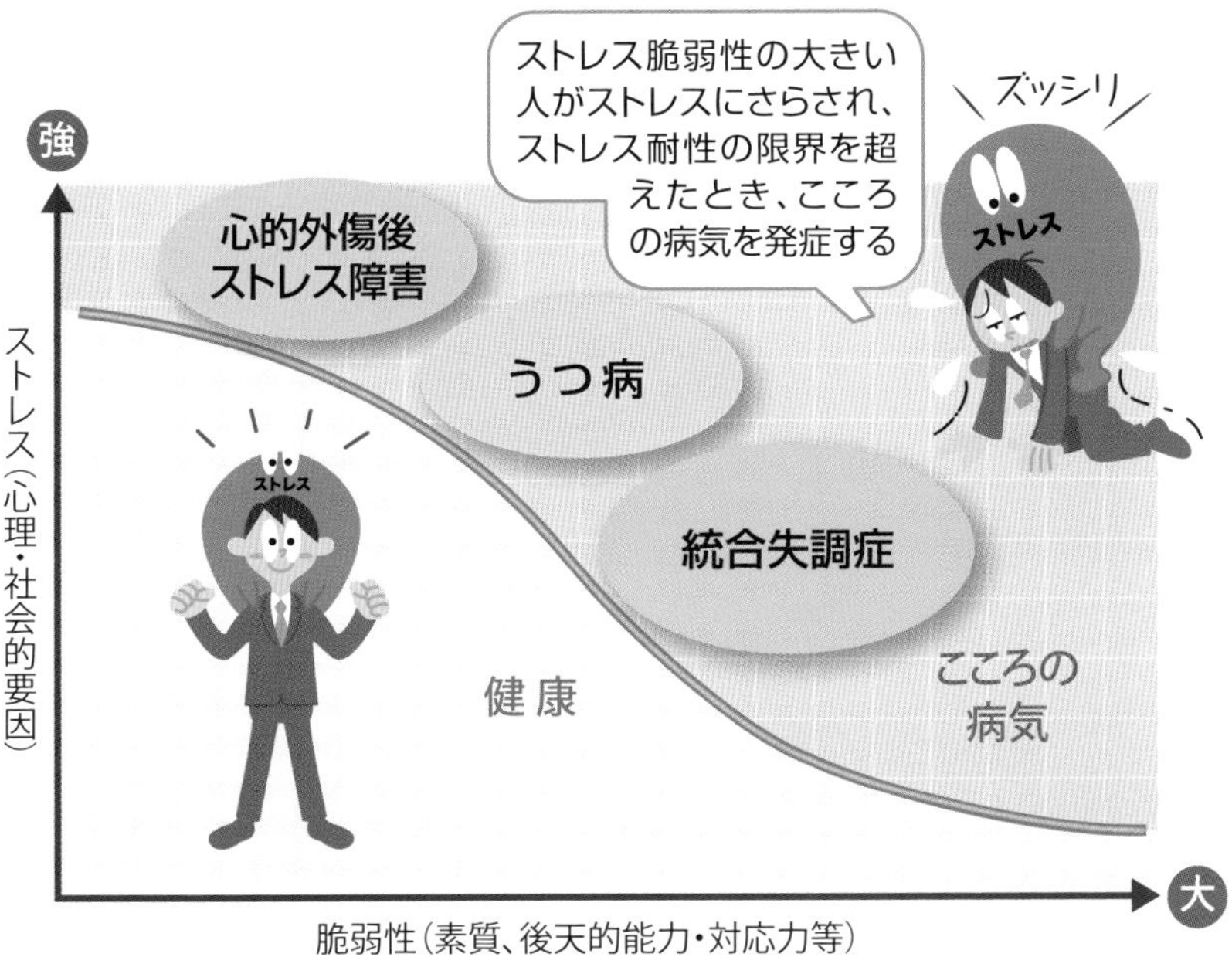
ストレス脆弱性の大きい人がストレスにさらされ、ストレス耐性の限界を超えたとき、こころの病気を発症する
ズッシリ
ストレス
強
心的外傷後ストレス障害
うつ病
統合失調症
ストレス
健康
こころの病気
ストレス（心理・社会的要因）
大
脆弱性（素質、後天的能力・対応力等）

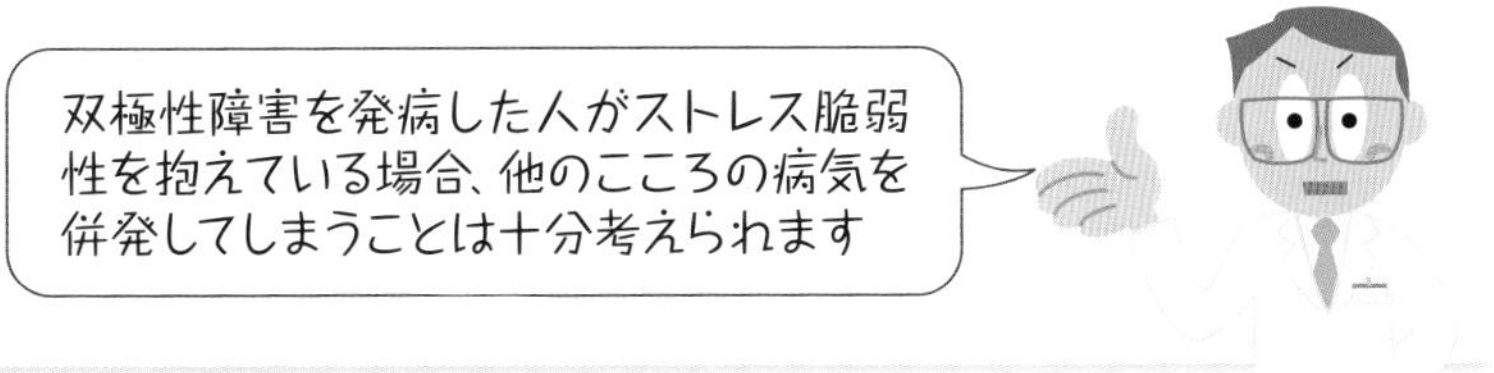
双極性障害を発病した人がストレス脆弱性を抱えている場合、他のこころの病気を併発してしまうことは十分考えられます

不安障害との併発

日常生活に支障を来すほど、自分ではどうすることもできない強い不安が長く続く、あるいは頻繁に起こる病気を総称して「不安障害（または不安症）」といいます。双極性障害に合併するこころの病気としては、この不安障害が最も多いとされています。

不安障害には、次のような病気が含まれます。

●パニック障害（パニック症）

パニック発作といって、ある日突然、強い不安や恐怖とともに、激しい動悸や冷や汗、呼吸困難などに襲われる病気。

●社交不安障害（社交不安症）

人に批判されることを極端に恐れ、人前に出ると赤面、発汗、会話困難などの症状が起こる。

●現局性恐怖症

高所や閉所、ヘビやクモ、乗り物など、特定の対象や状況に対して異常なほどの恐怖を覚える。

●強迫性障害（強迫症）

戸締りや火の元を何度確認しても不安でならない、何度手を洗っても不潔な気がするなど、自分でも不合理だとわかっていることを、自分の意に反してくり返してしまう。

●全般性不安障害（全般不安症）

常に漠然とした不安を抱えており、不眠や頭痛などの身体症状をともなう。

●心的外傷後ストレス障害（ＰＴＳＤ）

悲惨な体験や恐怖体験によって心に深い傷（心的外傷）を負ったあと、折に触れて、当時の不安や恐怖がよみがえり、平静でいられなくなる。

＊　＊　＊

これら不安障害をともなう双極性障害は、発症年齢が若く、うつ状態が重症で寛解しにくく、急速交代型が多いなど、治療が難しいケースが多いといわれています

併発しやすいこころの病気 1—不安障害

双極性障害に合併するこころの病気で最も多いとされているのが「不安障害」。不安障害には以下のような病気が含まれている

パニック障害（パニック症）

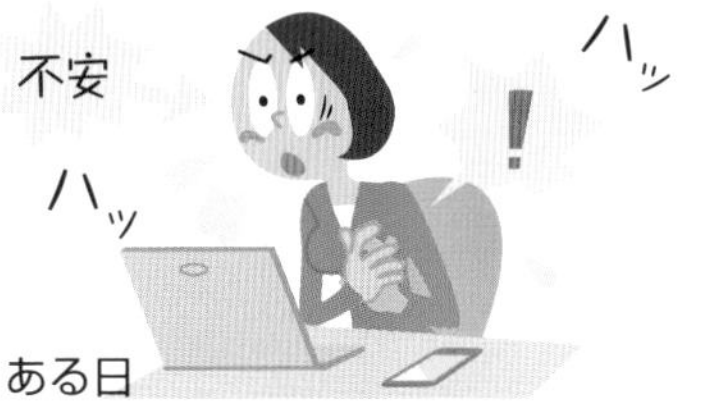

ある日
突然、強い不安に襲われる。激しい動悸、呼吸困難などの症状が起こる

社交不安障害（社交不安症）

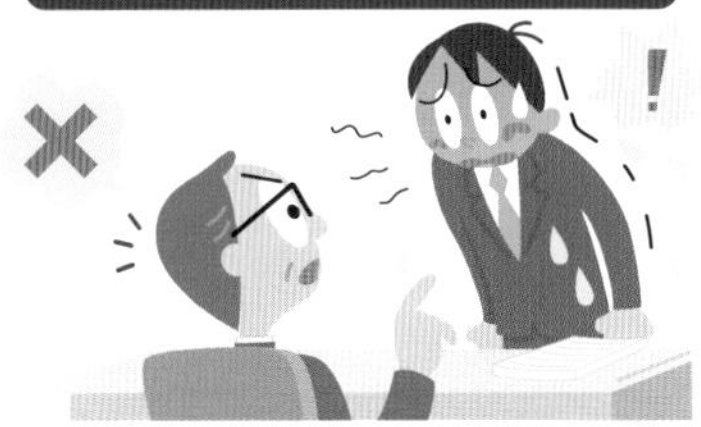

人からの批判を極端に恐れる。赤面、発汗、会話困難などの症状が起こる

現局性恐怖症

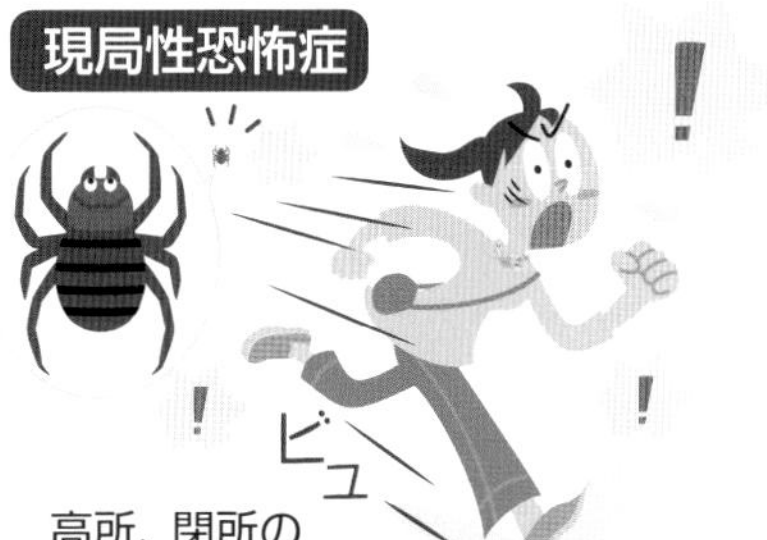

高所、閉所の
場所、ヘビやクモなどの生物など、特定のものや場所を極端に恐れる

強迫性障害（強迫症）

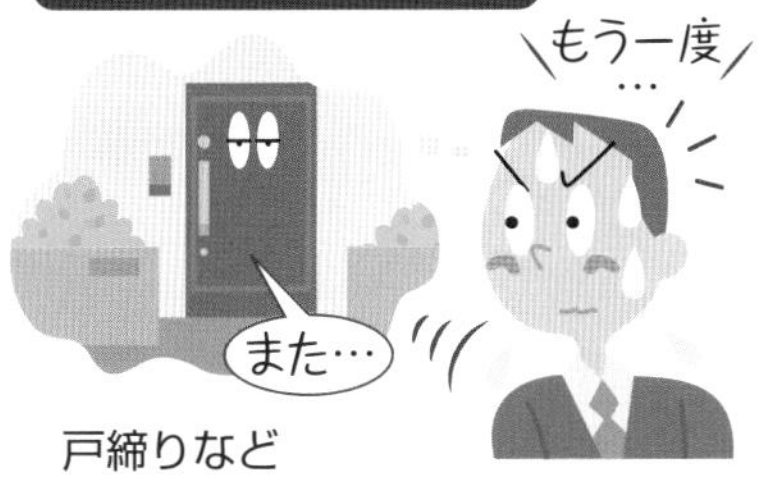

戸締りなど
何度も確認してしまう。何度手を洗っても不潔な気がするなど

全般性不安障害（全般不安症）

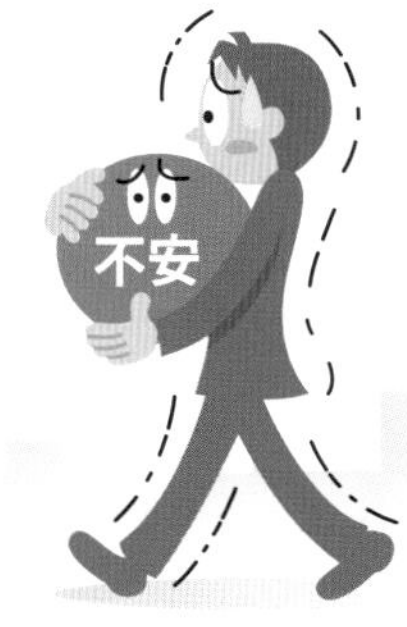

常に漠然とした不安を抱えている。不眠や頭痛などの身体症状も起こる

心的外傷後ストレス障害（PTSD）

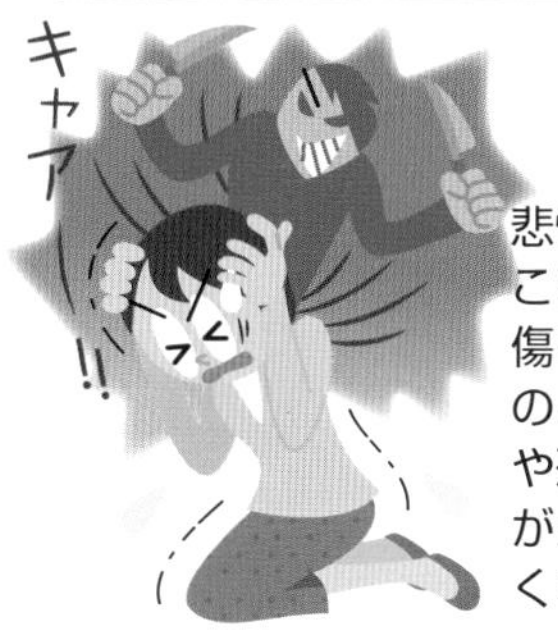

悲惨な体験でこころに深い傷を負い、そのときの不安や恐怖がよみがえり襲ってくる

パーソナリティ障害との併発

「パーソナリティ」は、日本語では「人格」を意味し、その人の個性をかたちづくる大切なもので、何よりも尊重されるべきものです。しかし、あまりにも偏った傾向を示した場合には、「パーソナリティ障害」と診断され、医学的な治療の対象として扱うことがあります。

パーソナリティ障害には、完全主義、柔軟性のなさや頑固さを特徴とする「強迫性パーソナリティ障害」、人から注目されたいという過度な欲求から劇的な行動をとる「演技性パーソナリティ障害」、人から賞賛されたいという欲求が強く、自分を過大評価する「自己愛性パーソナリティ障害」、他者に対する無関心から、1人でいることを好む「シゾイドパーソナリティ障害」など、様々なタイプがあります。

双極性障害には、何らかのパーソナリティ障害を合併することが少なくありません。なかでも、とくに多くみられるのが、「境界性パーソナリティ障害」との合併です。

境界性パーソナリティには、見捨てられることを極度に恐れる、対人関係が不安定、感情や衝動的な行動をコントロールするのが苦手などといった特徴があります。例えば、はしゃいでいるかと思えば、急に落ち込んだり、ほめちぎっていた人を急にこき下ろしたりすることがあります。また、見捨てられたり、無視されたりしたと感じると、激しい怒りや恐怖を感じます。そんな自分を責めて、自分を傷つける衝動的な行為や、自殺をほのめかす行動をくり返すこともあります。

境界性パーソナリティ障害の極端な感情の揺れは、うつと躁をくり返す双極性障害と非常によく似ているため、両者を合併している場合は診断がより難しくなります。また、両者の合併例では、双極性障害だけの場合に比べて、入院期間の延長、入院費用の上昇、自殺リスクの増加などが指摘されています。

併発しやすいこころの病気 2―パーソナリティ障害

双極性障害との併発がとくに多くみられるのが
境界性パーソナリティ障害

特徴 見捨てられることを極度に恐れる、対人関係が不安定。
感情や衝動的な行動をコントロールするのが苦手

例 はしゃいでいるかと思えば… ➡ 急に落ち込む

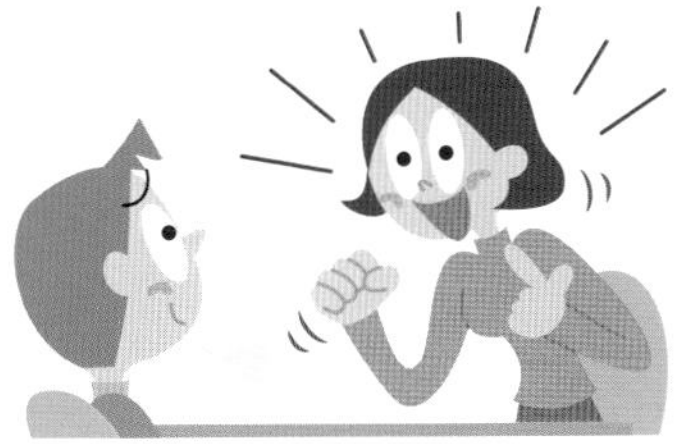

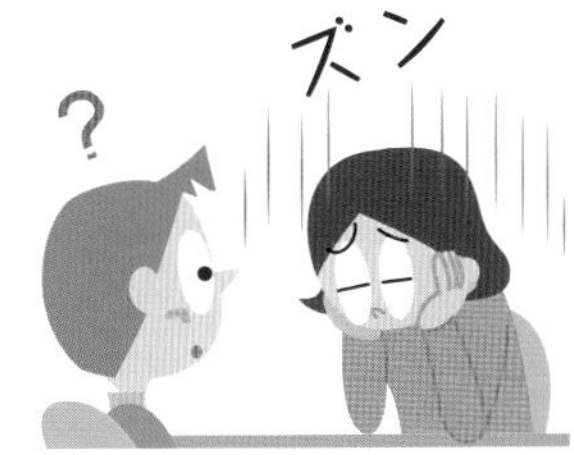

ほめていたかと思えば… ➡ 急にこき下ろす

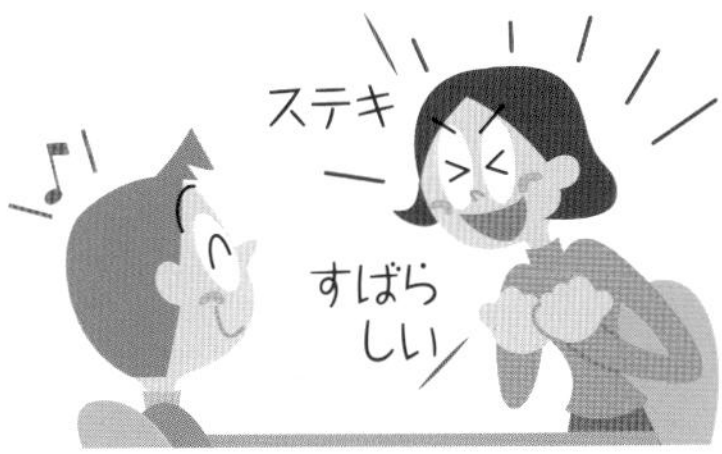

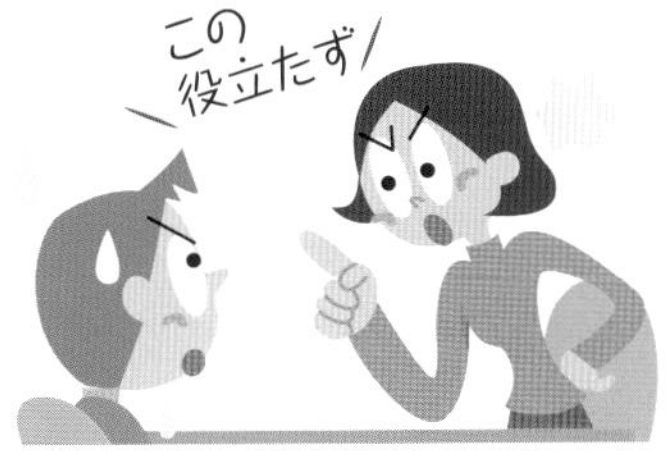

無視されたと感じると… ➡ 激しく怒る

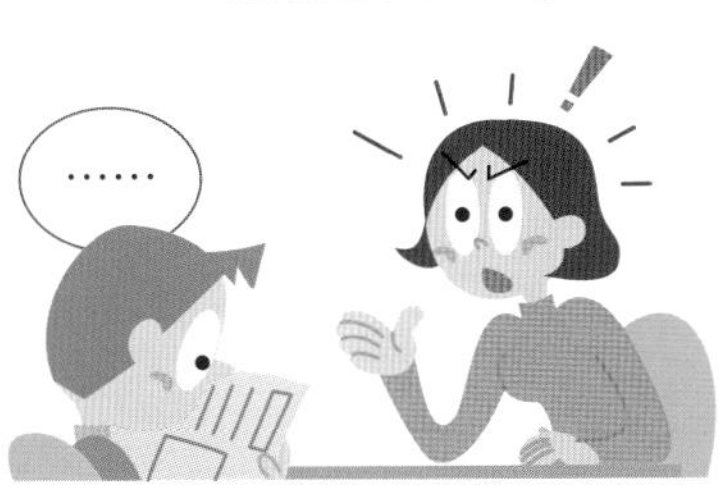

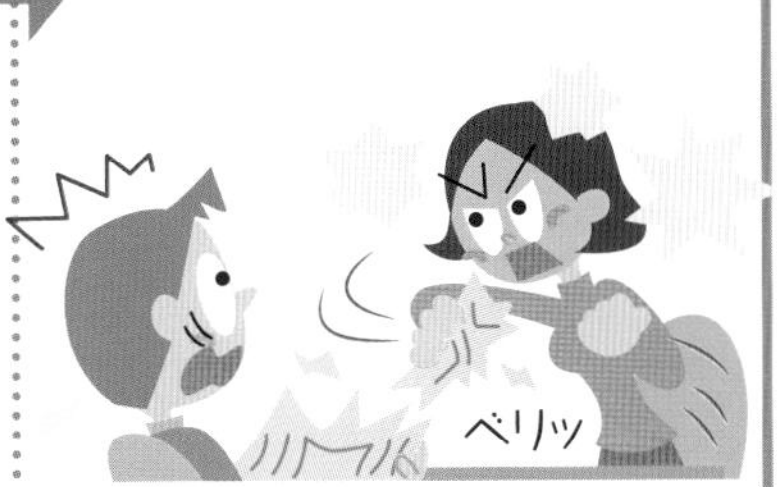

依存症との併発

依存症とは、ある物質や行為などにのめり込み、日常生活に支障を来しているにも関わらず、自分の力ではそれをやめることができない状態をいいます。のめり込む対象となるものには、アルコールや薬物、タバコ、カフェインなどの物質的なもののほか、ギャンブルや買い物、セックス、インターネットやゲームなど様々なものがあります。

双極性障害では、とくにアルコールや薬物への依存が多くみられます。アメリカで行われた大規模調査では、双極性障害患者の約56%にアルコール依存症や薬物依存症を認めたという報告もあります。

双極性障害の人がアルコール依存や薬物依存に陥りやすい理由としては、うつ状態にともなう不安や絶望感、イライラなどを紛らわすために、アルコールや薬物に走ってしまうことが考えられます。しかし、アルコールや薬物の作用は一時的なもので、次第にその量は増えていきます。結果、依存に陥ってしまうのです。

アルコールや薬物は、双極性障害の治療薬の効き目を妨げるだけでなく、気分の変動に直接悪影響を与えます。さらに、双極性障害に依存症を合併している患者は、そうでない患者に比べて自殺のリスクが高まるという報告もあり、アルコールや薬物は直ちに中止することが重要といえます。

一方で、双極性障害の躁状態では、脱抑制といって、感情や衝動的な行動をコントロールできなくなります。脱抑制の影響から破産するまで買い物を続けたり、ギャンブルをしたりすることがありますが、躁状態のときにだけみられる買い物やギャンブルに関する問題行動は、躁状態の症状の1つであって依存症とはいいません。躁状態やうつ状態が改善している状態（寛解状態）でも買い物やギャンブルをやめられず、日常生活に支障を来すような場合は、依存症の合併を考えます。

併発しやすいこころの病気 3—依存症

うつ状態のときに陥りやすい依存症

アルコール依存症

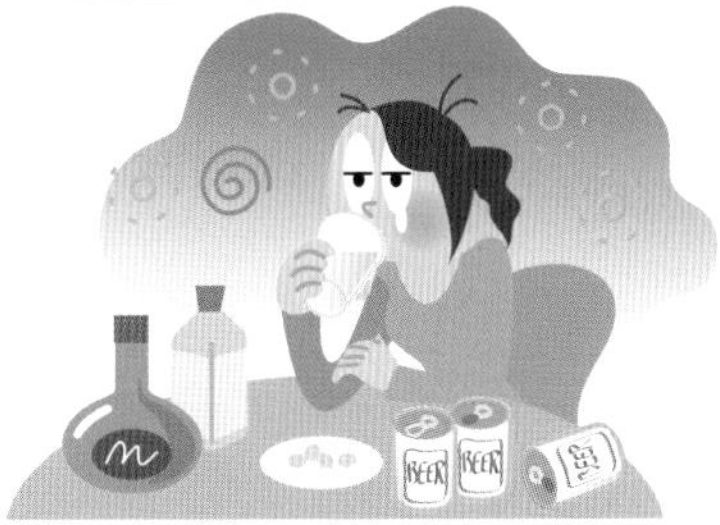

アルコールには一時的に不安や恐怖をやわらげる作用があるが、長続きしない。それを紛らわそうと飲んでいるうちに酒量が進み、依存症に!!

薬物依存症

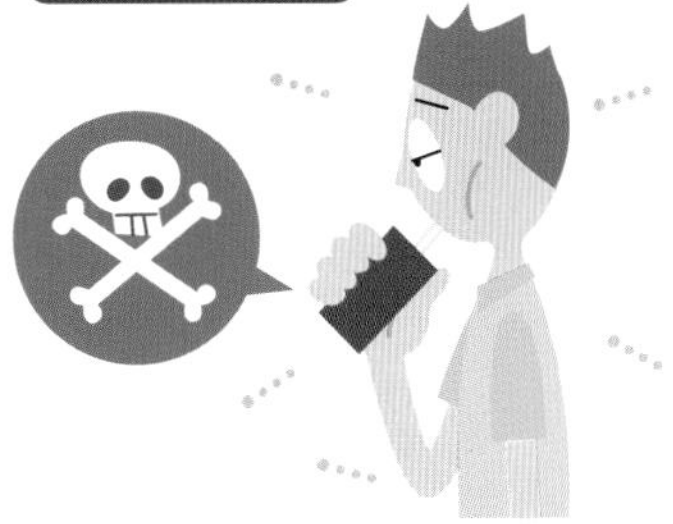

覚醒剤、大麻、コカイン、シンナーなどの違法薬物はもちろん、睡眠薬や精神安定薬などの処方薬にも依存症を引き起こす薬があるので要注意

躁状態のときに陥りやすい依存症

買い物依存症

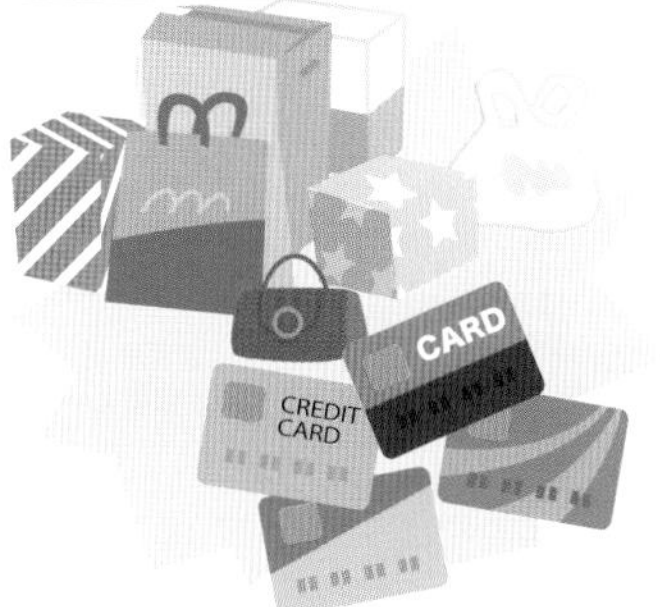

買い物のことばかり考えてしまい、いけないとわかっていても、クレジットカードの限度額がいっぱいになっても、借金をしてでも買い物を止められない。中身も見ず、買ったままの状態でたまっていくのが特徴

ギャンブル依存症

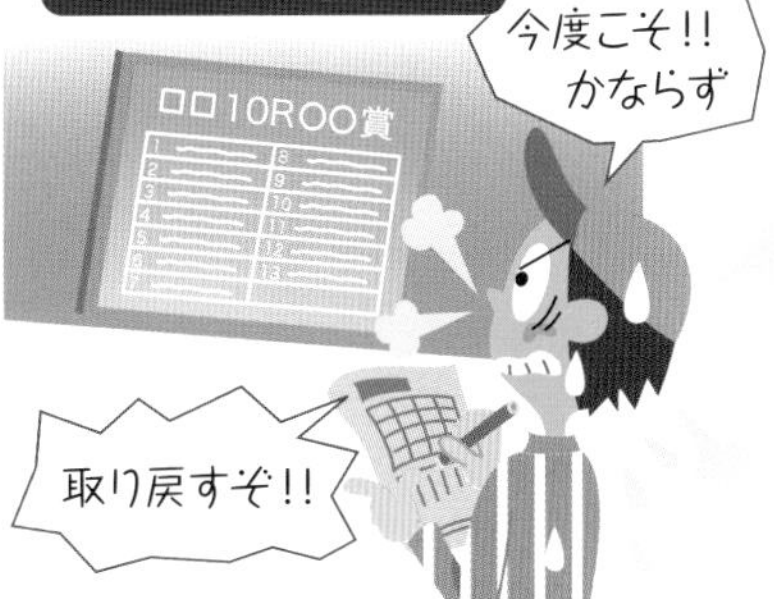

パチンコや競馬、競輪などのギャンブルにのめり込み、興奮を求めて賭け金がどんどん膨らんでいく。負けたお金をギャンブルで取り戻そうとしたり、嘘をついて借金をしてまでギャンブルをする

摂食障害との併発

摂食障害も双極性障害に合併しやすい病気として知られています。

摂食障害とは、食事をとることに何らかの障害があり、日常生活や健康維持に問題を生じているものをいいます。摂食障害にはいくつかの種類がありますが、双極性障害に合併しやすいのは、「神経性やせ症」、「神経性過食症」、「過食性障害」です。

神経性やせ症は、いわゆる拒食《きょしょく》症です。神経性やせ症の人は、太ること、体重が増えることへの強い恐怖が根底にあり、非常にやせているのに本人はそれを認識できず、「自分は太っている」と思い込んでいます。そのため、さらに食事を減らしてやせようとするほか、反動で過食して、嘔吐や下剤、利尿剤の不適切な使用によって、過食をなかったことにしようとすることもあります。神経性やせ症は、進行すると栄養不足によって低血糖や骨粗鬆症など、様々な問題を引き起こし、死に至る危険もあります。

一方で、いわゆる過食《かしょく》症といわれるものが、神経性過食症と過食性障害です。

過食性障害とは、過食をくり返すもので、自分ではいけないとわかっていながら自制することができません。嘔吐や下剤の不適切な使用といった排出行動はみられず、過食性障害は肥満や過体重の人に多くみられます。

神経性過食症は、過食性障害と同様に過食をくり返し、それを自制することができません。加えて、過食後の自己嫌悪や太ることへの恐怖から、嘔吐や下剤の使用による排出行動を行うのが特徴です。

双極性障害では、拒食症よりも過食症との関連が深いとされています。双極Ⅱ型障害では、約14％の人が摂食障害を合併するという報告があり、摂食障害のなかでも神経性過食性が多いといいます。また、男女別では、女性の方が摂食障害を合併する率が高くなっています。

併発しやすいこころの病気 4—摂食障害

摂食障害は心身にさまざまな問題を引き起こす

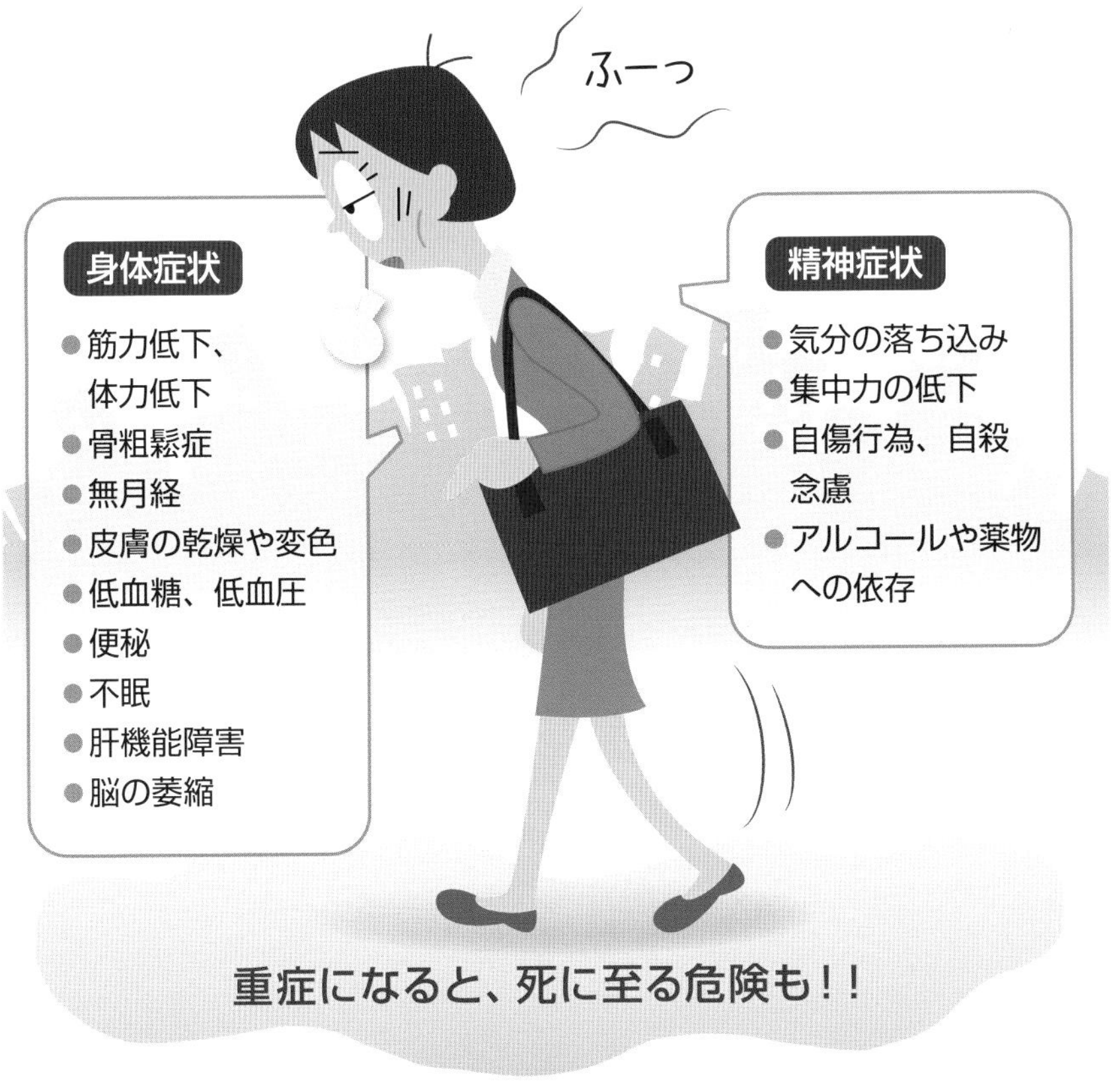
ふーっ
身体症状
●筋力低下、体力低下
●骨粗鬆症
●無月経
●皮膚の乾燥や変色
●低血糖、低血圧
●便秘
●不眠
●肝機能障害
●脳の萎縮
精神症状
●気分の落ち込み
●集中力の低下
●自傷行為、自殺念慮
●アルコールや薬物への依存
重症になると、死に至る危険も!!

嘔吐による二次的な障害

●逆流性食道炎
→嘔吐により胃酸が逆流し、食道が傷つき炎症が起こる
●唾液腺炎
→嘔吐により胃酸が唾液腺に流れ込み、炎症が起こり、腫れて痛む
●心臓への負担
→下剤の乱用によって体のミネラルバランスが崩れると、心臓に負担がかかり、不整脈による突然死を引き起こすこともある
●虫歯、入れ歯
→嘔吐により胃酸が口腔内に逆流すると、胃酸で歯のエナメル質が溶かされ、虫歯や入れ歯になる

再発率が高いのも特徴

複数回の再発をくり返す人も

双極性障害には、再発しやすいという特徴もあります。

うつ病の再発率は約60％といわれていますが、双極性障害はさらに高く、双極Ⅰ型障害では、躁状態から回復した患者は5年間で約81％、うつ状態から回復した患者は約88％、混合状態や急速交代型から回復した患者では約91％が再発したという統計もあります。つまり、5年後には8割以上の人が再発しているということです。

双極性障害には、うつ状態のときと躁状態のときがありますが、どちらもいずれ回復します。そして、回復したときには、ほとんど何の症状も残りません。そのため、「治ってしまった」と誤解される患者さんが少なくないのです。

残念ながら、双極性障害は完治する病気ではありません。いったん症状が治まっても、薬物療法を柱とする治療を続けていかないと、再発をくり返すことになってしまいます。

双極性障害の場合、再発は人生に関わることがあります。激しい躁状態をくり返すたびに、仕事、財産、家族といった大切なものを失っていくからです。

一方で、双極性障害の患者さんのなかには、もう10年、20年と再発することなく社会生活を送っている人が大勢います。このような人と、再発をくり返して人生を台無しにしてしまう人との差はどこにあるのかといえば、やはり病気をコントロールしようという意識の高さにあるといえるのです。

双極性障害は再発しやすい病気ですが、適切な治療の継続によってコントロールできる病気だということを覚えておいてください。

双極性障害は再発しやすい

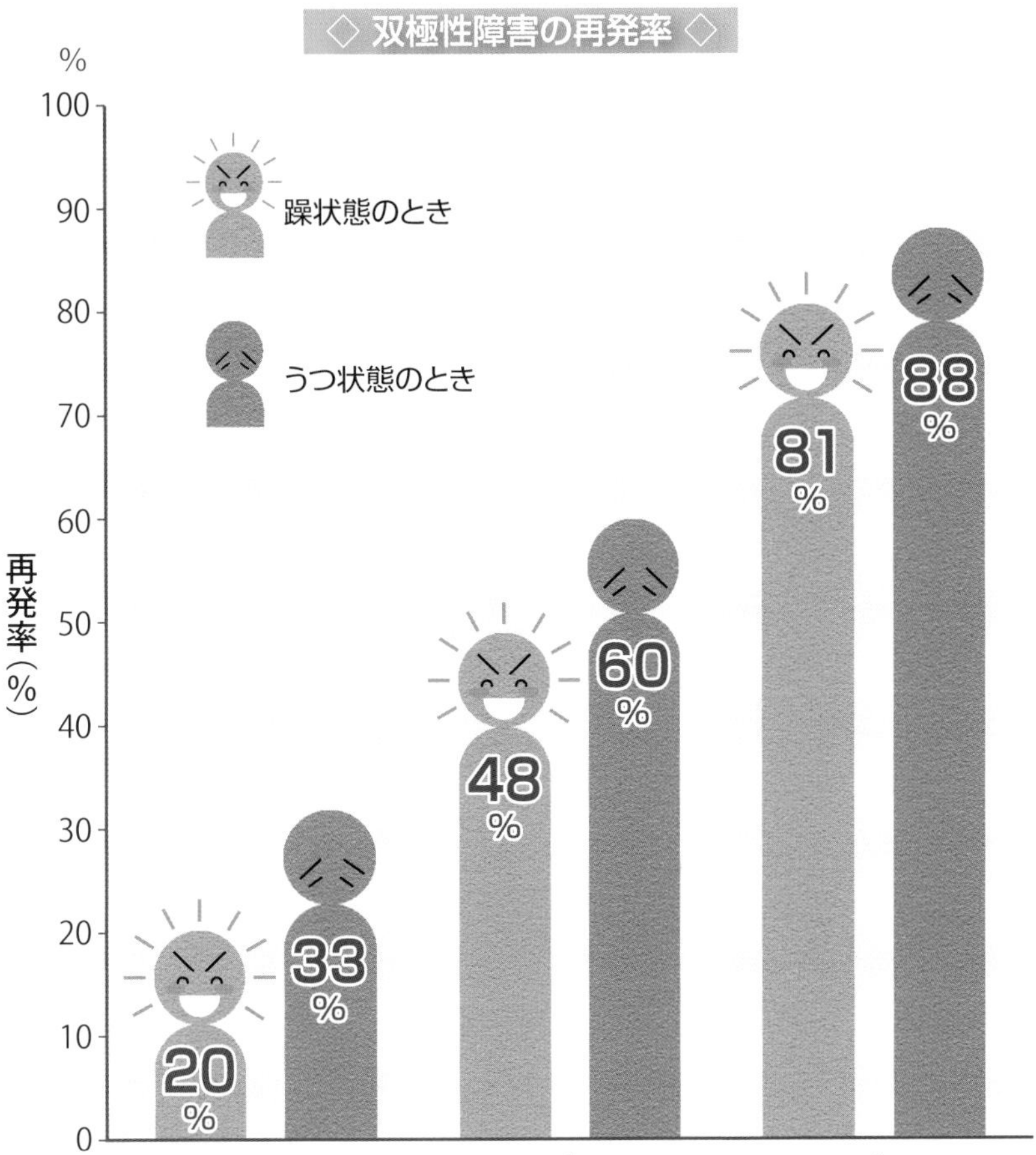

双極性障害の再発率（Keller et al,1993）

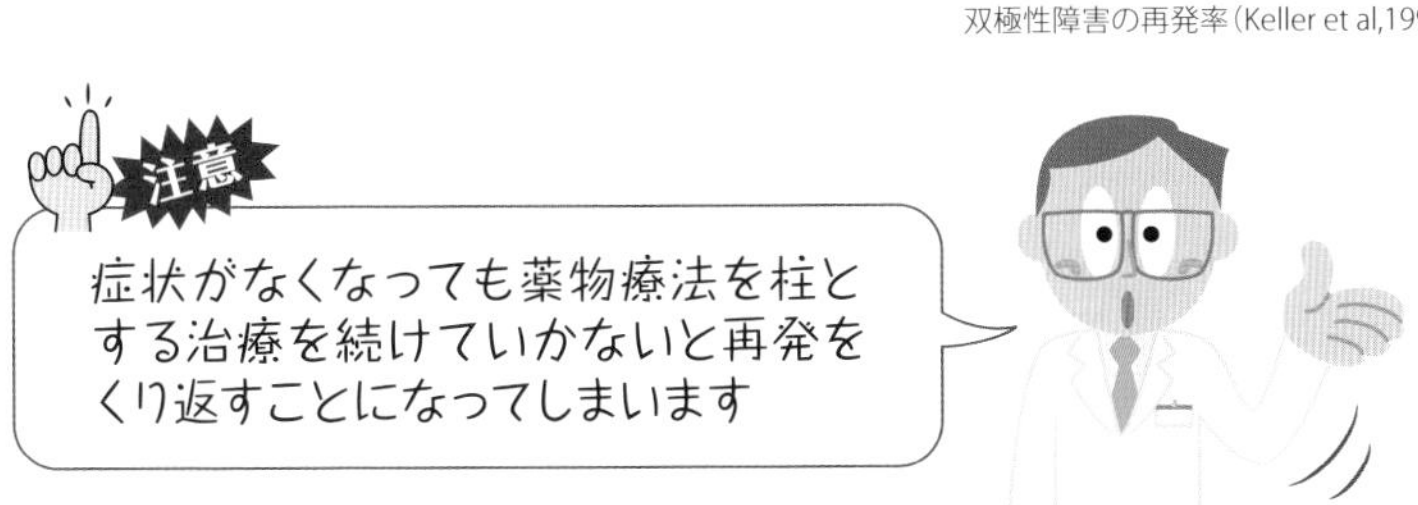

自ら命を絶つケースも多い

つらくなったら、主治医や家族に相談する

双極性障害では、病気そのものが悪化して死に至るということはありません。しかし、自ら命を絶ってしまうケースが多いのです。

わが国では、年間2万人以上の方が自殺によって亡くなっています。そして、その多くがうつ状態にあったと考えられます。

双極性障害でも自殺のリスクが高いのは、やはりうつ状態のとき、とくに躁からうつに転じたときが最も危険とされています。ギャンブルや買い物で散財してしまった、支払い不能の契約を結んでしまった、大切な人を傷つけてしまった等々……、躁状態のときの自分の行動に愕然《がくぜん》とし、自分を責めたり恥じたりする気持ちが高まったときに、一気に命を絶つ行為に走ってしまうことがあるのです。

また、躁状態とうつ状態が同時に起こっている混合状態のときも、細心の注意が必要です。混合状態のときは、ひどく気分が落ち込んでいるのに意欲や行動力は異常に高まっているため、衝動的に自殺を図ってしまうことがあります。

「生きていても仕方ない」「死んでしまいたい」、そんな考えが高まったときは、まずは家族や主治医に相談してください。うつ状態にあるときは、1人で考えを修正しようとするのは難しいものです。死にたい気持ちを吐き出すだけでも、つらさが軽減することがあります。

それでも死にたい気持ちが治まらない場合、主治医は強めの薬を用いて鎮静を図ったり、入院という措置をとることもあるでしょう。家族も主治医も、あなたの命を守るために全力を尽くそうとしていることを忘れないでください。

まずは家族や主治医に相談を

◇ 死にたい気持ちには段階がある ◇

危険度	ハミルトンうつ病評価尺度
1	消極的希死念慮（生きていても仕方ないと思う）
2	積極的希死念慮（漠然とだが死にたいと思う）
3	自殺念慮（具体的に何らかの方法で死にたいと思う）
4	自殺企図（自殺行為に及んでしまった）

※ハミルトンうつ病評価尺度より

危険度1～2のとき
話を聞いてあげる。そのうえで、「死なないでほしい」ことを伝え、「死なない」と約束してもらう

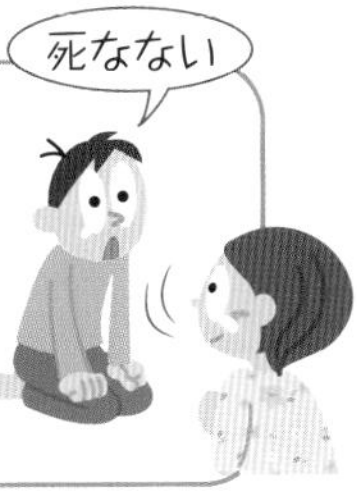

危険度3のとき
十分な見守りが必要。場合によっては、強めの抗精神病薬などを用いて鎮静を図る。危険度がさらに高い場合には、入院措置をとる

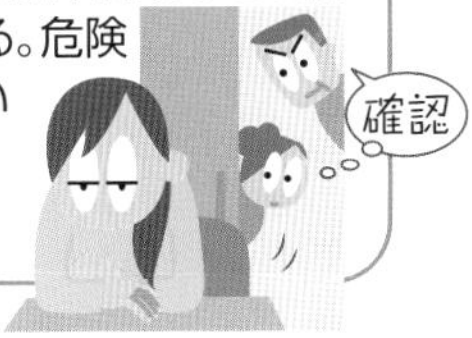

さらに

自殺の予兆を見逃さない！！

自殺のリスク因子

- 過去に自殺未遂をしたことがある
- 家族に自殺した人がいる
- 知人や有名人の自殺
- 借金や収入減など経済的な問題を抱えている
- 家族など支えてくれる人がいない

自殺のサイン

- 死にたい、消えたいなどと訴える
- 遺書を書く
- 身辺整理をはじめる
- 周囲の人に別れを告げる
- 事故が増える
- 飲酒量が増える

column

双極性障害で受けられる公的な支援制度

双極性障害の療養生活が長くなると、経済面や生活面で様々な問題が生じてきます。ここでは、医療費や生活費、就労などを支援する公的制度を紹介しますので、上手に活用しましょう。

●精神障害者保健福祉手帳

障害の程度により1～3級に分かれており、税制の優遇措置、生活保護の障害者加算（1および2級のみ）、医療費の助成、公営住宅への優先入居、交通費の助成、携帯電話料金の割引（申し込みは販売会社へ）、ＮＨＫ受信料の減免など、等級に応じて様々な福祉サービスや支援、優遇措置が受けられる。申請は市区町村の障害者福祉担当窓口へ。

●障害年金

国民年金に加入している人は「障害基礎年金」を請求できる。1級と2級があり、いずれかに該当する決定がなされた場合、等級に応じて定額が支給される。厚生年金や共済年金に加入している人は、障害基礎年金に上乗せして「障害厚生（共済）年金」を請求できる。等級は1～3級まであり、支給される対象が障害基礎年金よりも広い。支給額は、等級のほか、これまでに納めた年金保険料などによって違ってくる。申請は各年金窓口へ。

●自立支援医療（精神通院医療）

精神科に定期的に通院し、継続的な治療を受けている場合に、医療費の自己負担が通常の3割から1割に軽減される制度。医療保険が適用されない治療や診断書作成にかかる費用は対象外となる。申請は市区町村の障害者福祉担当窓口へ。

●就労移行支援事業所

一般企業での就労希望者に対して、就労に必要な知識の習得や能力向上を目指した訓練を行う。訓練後は、協力企業での実習を経て、実際の就職に繋げる支援とともに、就職後も職場に定着できるよう支援を行う。利用期間は原則2年。相談・申請は市区町村の障害者福祉担当窓口へ。

第4章

双極性障害の治療

双極性障害の治療は、薬物療法を中心に精神療法や通電療法などを組み合わせて行います。今ある症状を抑えるとともに、症状が治まったあとも、再発を予防し、病気をコントロールしながら社会生活を維持できるようにすることが真の目的です。

双極性障害の治療は長い目で考える

症状をコントロールして社会生活を維持する

本章では、双極性障害の各治療法についてくわしく解説します。その前に、双極性障害の治療は何を目指して行われるのかを理解しておきましょう。

双極性障害は躁状態とうつ状態をくり返す病気ですが、躁・軽躁状態やうつ状態は適切な治療を施せば、いったんは治まります。症状が治まると、健康なときとほぼ変わらない状態になるので、病気は完治したと思いたくなるものです。

しかし、双極性障害では、完治という言葉は使いません。代わりに「寛解《かんかい》」という言葉が使われます。寛解とは、病気の症状がほぼ消失した状態をいい、再び症状が現れない場合もありますが、再発する可能性もあるという状態です。このような状態を寛解期といいます。双極性障害の治療では、寛解期をいかに維持するか、つまりは再発をいかに防ぐかが大きな課題となります。なぜなら、再発はくり返すたびに躁やうつの症状が重くなり、症状が現れる間隔も短くなり、つまりは急速交代型になりやすいことがわかっているからです。

双極性障害の真の恐さは、再発をくり返すたびに仕事、財産、信頼、友人、家族などといった大切なものを失い、人生の破綻につながってしまうことにあります。ですから、双極性障害の治療が最終的に目指すのは、「症状をコントロールして再発を防ぎ、社会生活を維持すること」になります。そのためには、気分が安定している寛解期にも定期的に通院し、薬を飲み続けることが重要になります。治療は生涯に及ぶことがほとんどです。しかし、それは患者さんや周囲の人の人生を守ることにつながるのだということを理解しておいてください。

治療は生涯かけてと考えて

治療は〝寛解〟を目指して行われる。寛解とは病気の症状がほぼ消失した状態をいう

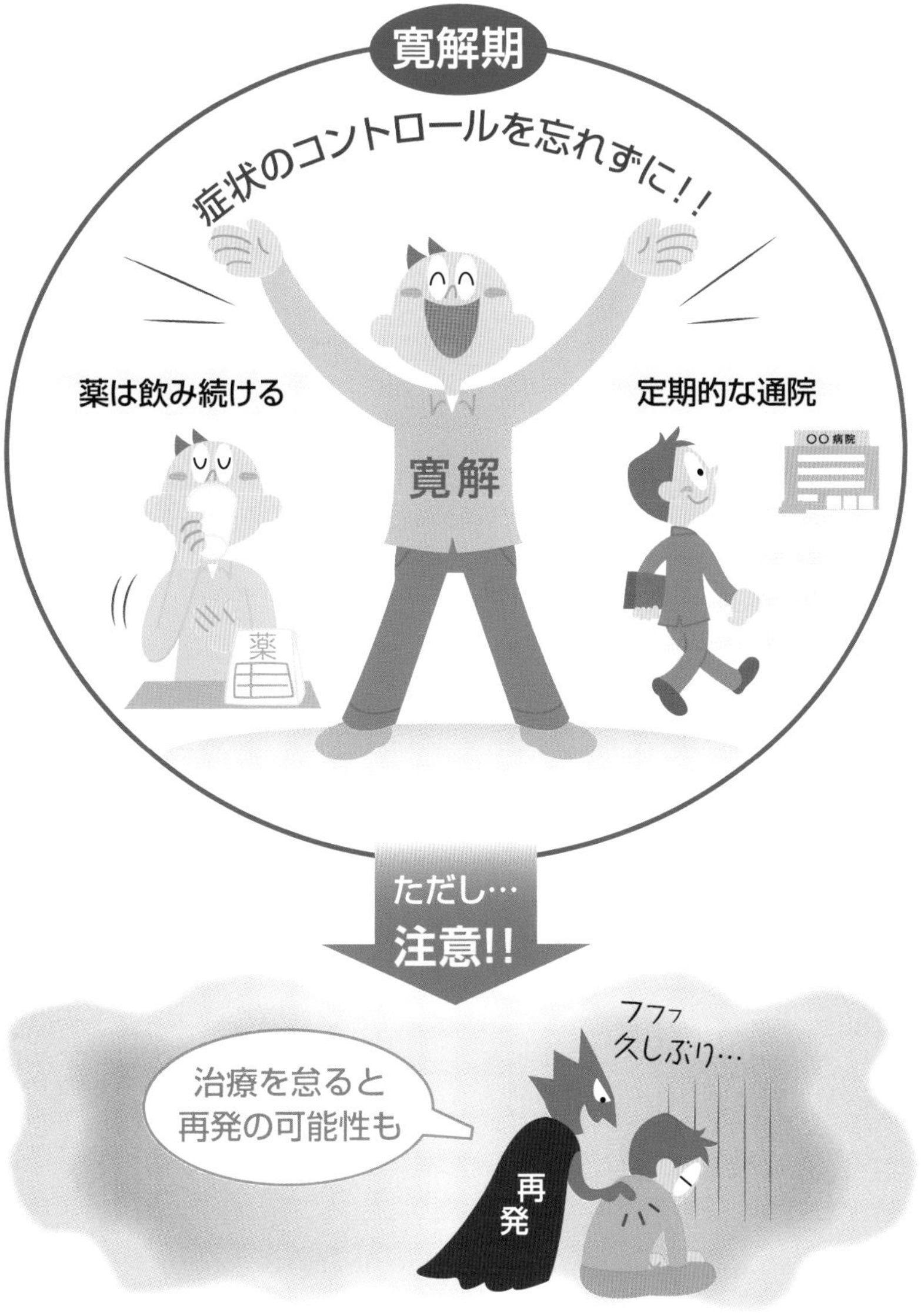
寛解期
症状のコントロールを忘れずに!!
薬は飲み続ける
定期的な通院
○○病院
寛解
薬
ただし…
注意!!
フフフ
久しぶり…
治療を怠ると
再発の可能性も
再発

治療は三本の柱で進めていく

双極性障害の治療は「薬物療法」を中心に、「精神療法」と「生活管理」の三本柱で進めていきます。

双極性障害の薬物療法では、「気分安定薬」（104頁）と呼ばれる薬を第一選択薬として用います。気分安定薬は、双極性障害の躁状態にもうつ状態にも有効とされ、寛解期の再発予防にも用いられます。また、気分安定薬に加えて、「抗精神病薬」（106頁）を併用することもあります。

なお、うつ病の薬物療法に用いられる「抗うつ薬」（108頁）は、双極性障害では躁転という副作用の危険があるため、基本的には用いません。ただし、気分安定薬や抗精神病薬だけでは症状が改善されない場合などには、抗うつ薬を併用することがあります。そのような場合でも、抗うつ薬を単独で用いることはほとんどなく、気分安定薬や抗精神病薬と併用することが推奨されています。

薬物療法によって症状が治まり、気分が安定してくると、再発しにくい考え方や生活習慣を身につけるための精神療法や生活管理も重要になります。

双極性障害の精神療法には、病気についての理解を深める「心理教育」（112頁）、思考や行動の問題を修正する「認知療法」（114頁）、人間関係や生活リズムに焦点をあてて問題解決をはかる「対人関係・社会リズム療法」（118頁）などがあります。

双極性障害の治療では、医師が薬物療法や精神療法を行いますが、実際に日々の生活のなかで薬を服用したり、再発しにくい生活を実践したりするのは患者さん自身です。薬物療法や精神療法の効果を最大限に引き出すためにも、患者さんが行う生活管理は大変重要です。また、そこには家族や周囲の人の協力も必要になってきます。

薬物療法と精神療法、そして生活管理のどれが欠けても、治療はスムーズに進まないということをよく理解しておきましょう。

双極性障害の治療の三本柱

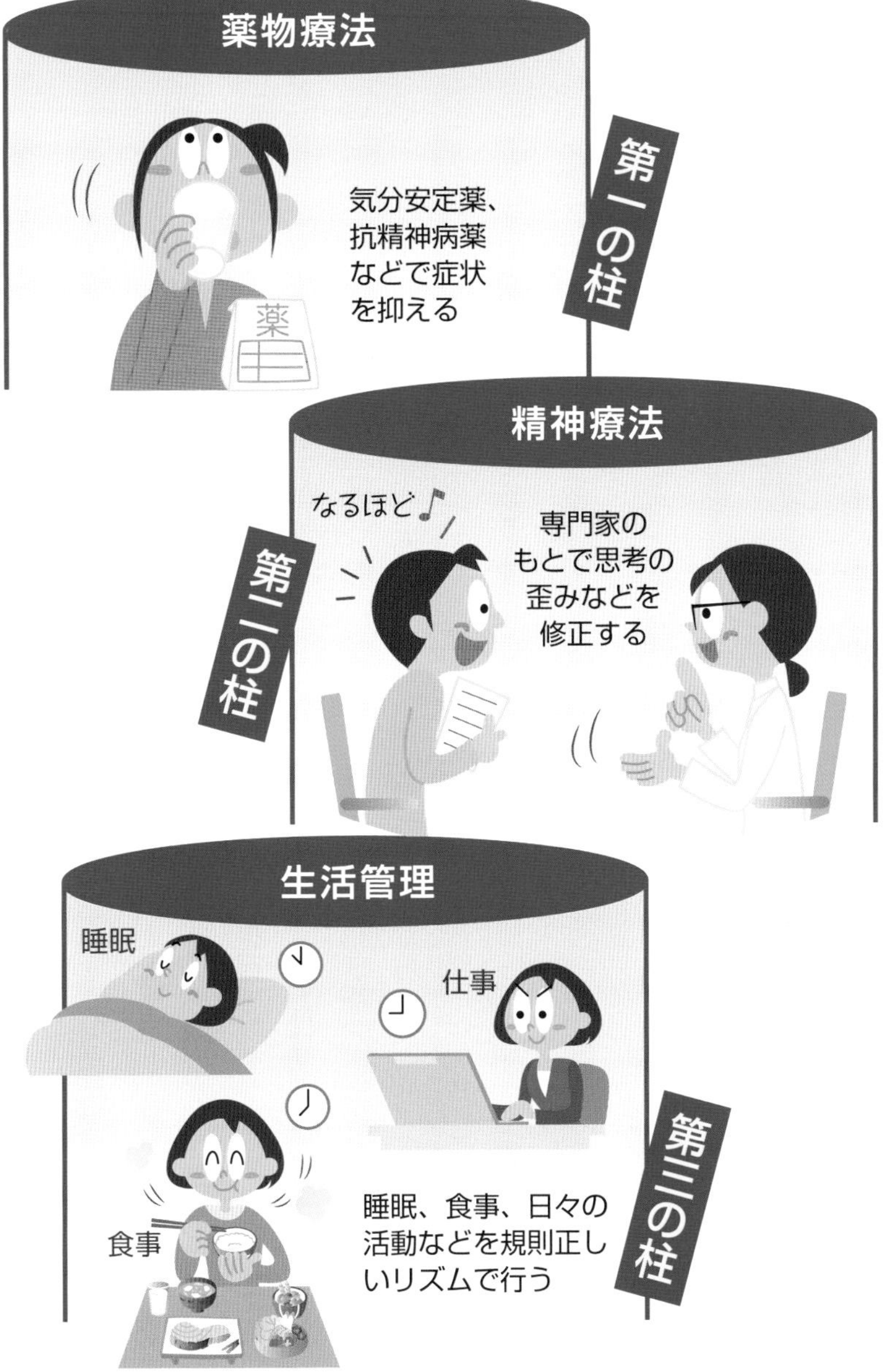
薬物療法
第一の柱
気分安定薬、抗精神病薬などで症状を抑える
薬
精神療法
第二の柱
なるほど♪
専門家のもとで思考の歪みなどを修正する
生活管理
第三の柱
睡眠
仕事
食事
睡眠、食事、日々の活動などを規則正しいリズムで行う

双極性障害の薬物療法

治療の中心は薬物療法

双極性障害の患者さんやその家族のなかには、双極性障害は〝こころの病気〟だから、薬を飲まなくても、考え方を修正したり、ストレスをなくしたりすればよくなるはずだと思う人がいます。また、精神科の薬というと、「人格をコントロールされるのではないか？」、「人間らしさが失われてしまうのではないか？」などと不安になる人もいるようです。こうした理由から、薬物療法を拒絶したり、中断したりするのは大変危険です。

双極性障害は脳の病気なので、まずは専門医による薬物療法を行う必要があります。双極性障害の治療ターゲットは、「躁・軽躁状態に対する治療」、「うつ状態に対する治療」、「再発を予防する（寛解期を維持する）ための治療」の3つに大きく分けられますが、いずれも中心となるのは薬物療法です。

とくに躁状態が現れたときは、できるだけ早期に薬物療法で症状を抑え込む必要があります。躁の波が大きくなればなるほど、仕事や日常生活に与える影響が大きくなり、さらには次に来るうつの症状が重く、つらくなるからです。

薬の服用を続けたからといって、人格をコントロールされたり、人間らしさが失われるなどといったこともありません。逆に、患者さん自身が「薬を使って病気をコントロールする」ことが大切なのです。

双極性障害の薬物療法では、気分安定薬と呼ばれる薬をメインに、患者さんの症状に合わせて抗精神病薬や抗うつ薬など複数の薬を併用して用いることが少なくありません。それぞれの薬にはどのような作用があり、どのように用いるのか、くわしく見ていくことにしましょう。

治療の中心は薬物療法

双極性障害の治療のターゲットは3つ

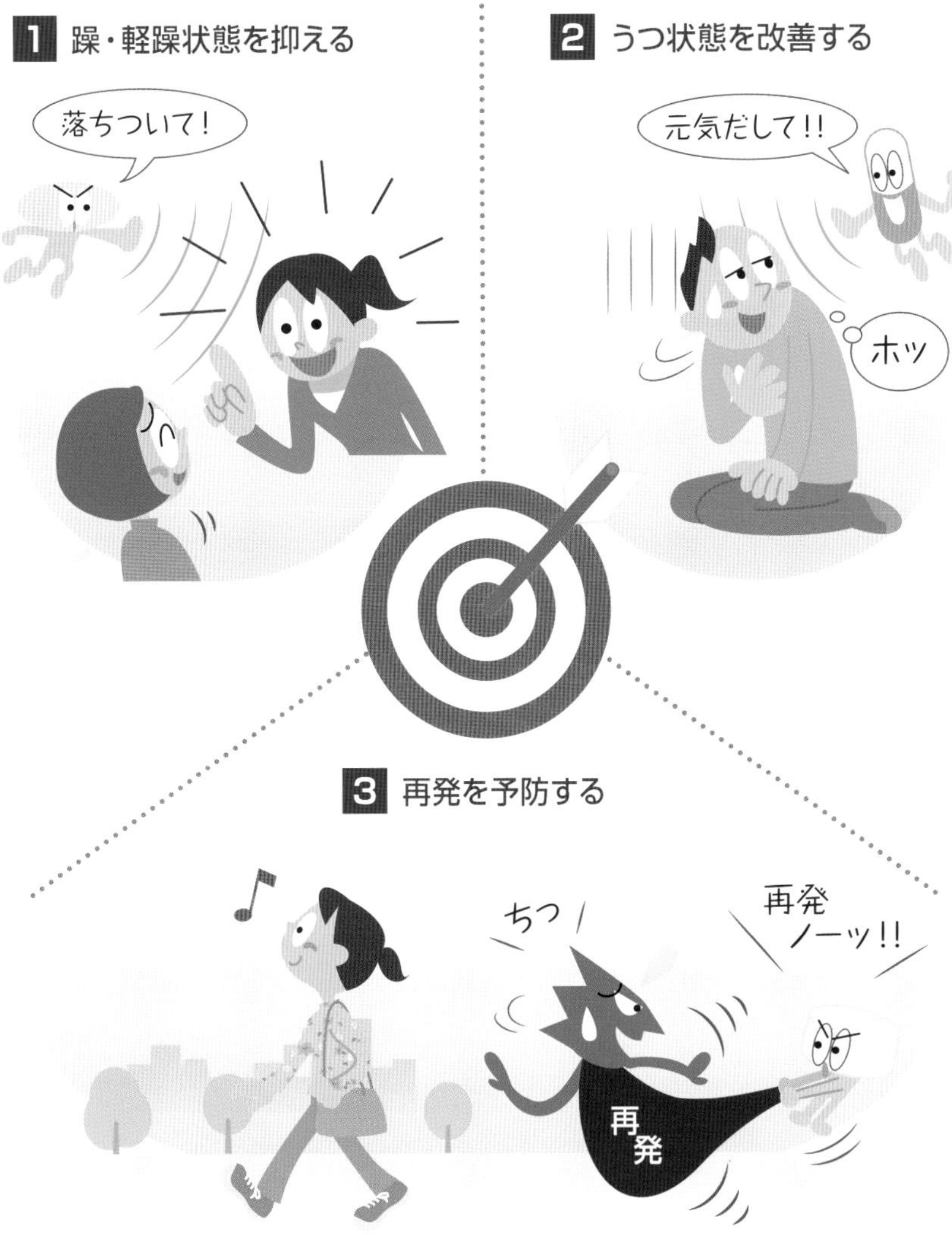
1 躁・軽躁状態を抑える
落ちついて!
2 うつ状態を改善する
元気だして!!
ホッ
3 再発を予防する
ちっ
再発
ノーッ!!
再
発

気分安定薬

気分安定薬とは、躁やうつといった気分の波を小さくして、気分を安定させる作用を持つ薬です。再発を予防する効果もあるため、双極性障害の治療では、躁状態、うつ状態、寛解期の時期にかかわらず、基本薬として気分安定薬の服用を続けます。

現在、日本では、双極性障害の治療薬として4種類の気分安定薬が承認されています。なかでも最も代表的な薬が「リチウム（商品名：リーマスなど）」で、高揚した爽快な気分を伴う躁や、中程度までのうつによく使われます。

リチウムは躁状態の改善、うつ状態の改善、再発予防のすべての効果を持ち、厳密には、気分安定薬に期待されるすべての効果を網羅する薬はリチウムだけだとされています。リチウムがなぜ効くのかについては、いくつかの仮説がありますが、脳の神経細胞を保護、再生する作用などが関係しているのではないかといわれています。

リチウムは少量を使う分には比較的安全な薬ですが、量が多すぎると「リチウム中毒」といって、手のふるえ、めまい、吐き気、意識障害などを引き起こすことがあります。リチウムを使うときは、定期的に血液検査を受けて、血中のリチウム濃度をチェックすることが重要になります。

「バルプロ酸（商品名：デパケンなど）」は、リチウムに次いで広く使われている薬です。イライラするなど不快な気分を伴う躁には、バルプロ酸を用いる傾向があります。また、「ラモトリギン（商品名：ラミクタールなど）」は、とくにうつ状態の改善に、「カルバマゼピン（商品名：テグレトールなど）」は、急速交代型や、妄想、錯乱を伴う躁状態に有効とされています。

これらの気分安定薬は複数を併用したり、次に紹介する抗精神病薬や抗うつ薬を加えて併用することも多くあります。

気分安定薬

躁やうつの気分の波を小さくして、気分を安定させる薬

気分安定薬

一般名（薬品名）	商品名	有効とされる症状・時期	副作用
リチウム	リーマス など	・躁状態 ・うつ状態 ・寛解期の再発予防	手のふるえ、口の渇き、吐き気、下痢、体重増加、長期使用で甲状腺機能低下など 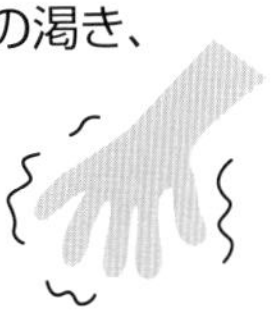
バルプロ酸	デパケン、セレニカ など	・躁状態	吐き気、食欲不振、まれに貧血や白血球減少など 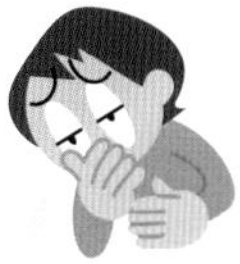
カルバマゼピン	テグレトール など	・躁状態	まれに白血球減少、重い皮膚障害を起こすことがある 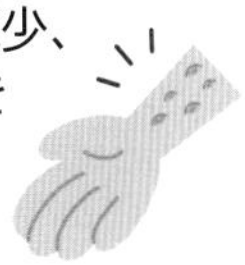
ラモトリギン	ラミクタール など	・うつ状態 ・寛解期の再発予防	発疹、発熱、だるさなど。重い皮膚障害を起こすことがある 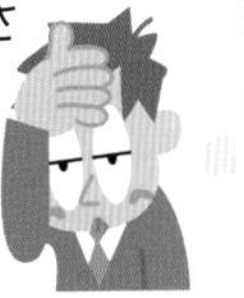

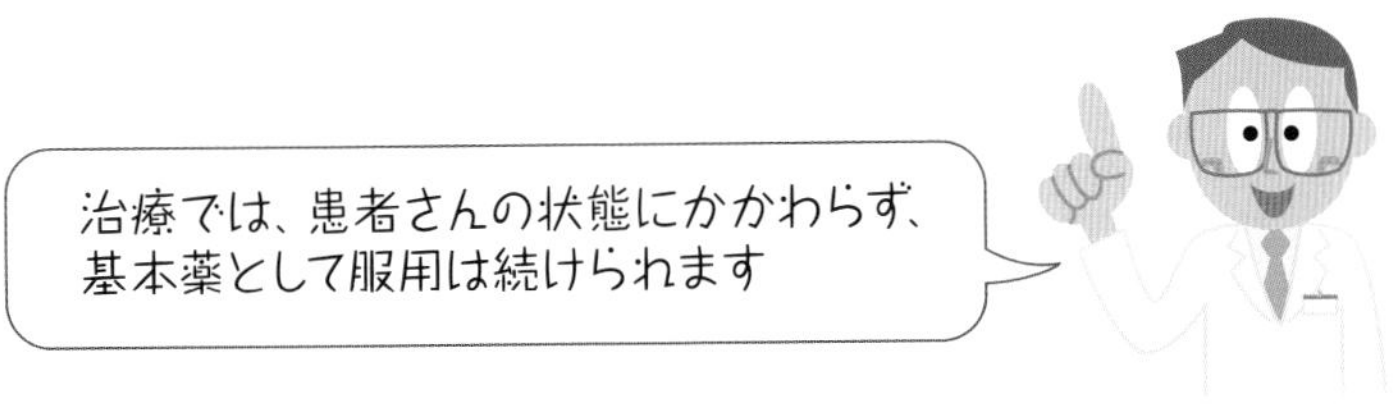

抗精神病薬

抗精神病薬は、統合失調症の治療薬として開発された薬です。セロトニンやドーパミンなどといった神経伝達物質のバランスを調整することで、妄想や興奮を抑え、気分の安定をはかる作用があります。

抗精神病薬は、従来型の「定型抗精神病薬」と、それを進化させた「非定型抗精神病薬」の2つに大きく分けられ、非定型抗精神病薬は従来型に比べて錐体外路《すいたいがいろ》*症状や過鎮静などの副作用が少なく、服用を続けやすくなっています。ただし、非定型抗精神病薬であっても、薬によっては体重増加や眠気、血糖値上昇などの副作用のリスクがあるので、慎重に用いる必要があります。

双極性障害の治療でよく用いられるのは、非定型抗精神病薬（次頁参照）です。激しい躁状態のときに、気分安定薬と非定型抗精神病薬を併用することはめずらしくありません。また、非定型抗精神病薬を単独で用いることもあります。

最近は、うつ状態への抗精神病薬の効果も注目されています。リチウムなどの気分安定薬は、うつ状態の改善にも有効とされていますが、十分な効果を得られない人は少なくありません。そのような場合に、非定型抗精神病薬を単独で用いたり、気分安定薬と併用したりすることで効果を発揮することがあります。

また、2020年3月には、双極性障害のうつ症状の治療薬として、「ルラシドン（商品名：ラツーダ）」という新しい非定型抗精神病薬が承認されました。ルラシドンは、とくに双極I型障害のうつ症状に有効とされ、体重増加や眠気などといった副作用が少なく、抗うつ効果も従来の非定型抗精神病薬と比べて同等、あるいは上回るという評価が出ています。今後、双極性障害のうつ状態に用いる薬としては、第一選択薬となる可能性の高い薬といえます。

用語解説 錐体外路症状　無意識のうちに筋肉の緊張を調節する錐体外路が障害され、手のふるえ、筋肉の硬直、じっとしていられないなどの症状が現れるものをいう。

非定型抗精神病薬

セロトニンやドーパミンなどの神経伝達物質の
バランスを整え、気分を安定させる薬

双極性障害によく用いられる非定型抗精神病薬

一般名（薬品名）	商品名	有効とされる症状・時期	副作用
オランザピン	ジプレキサ など	・躁状態 ・うつ状態 ・寛解期の再発予防	オランザピン、クエチアピンには、体重増加や脂質異常、血糖値上昇、糖尿病を悪化させるリスクがある
アリピプラゾール	エビリファイ など	・躁状態 ・寛解期の再発予防	
クエチアピン	セロクエル*、ビプレッソ など	・躁状態 ・うつ状態 ・寛解期の再発予防	
リスペリドン*	リスパダール など	・躁状態 ・寛解期の再発予防（※持効性注射薬のみ）	
パリペリドン*	インヴェガ など	・躁状態 ・寛解期の再発予防	
アセナピン*	シクレスト	・躁状態	
ルラシドン	ラツーダ	・うつ状態 ・寛解期の再発予防	

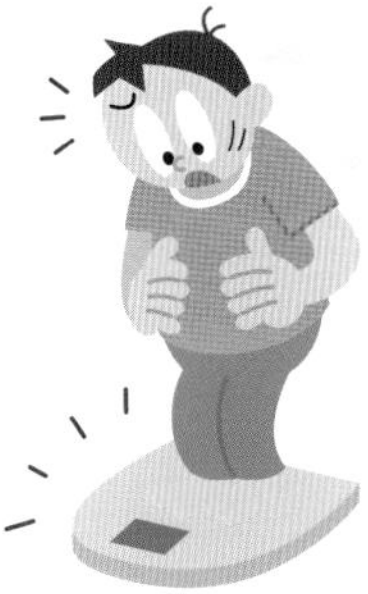

注：＊印は適応外使用

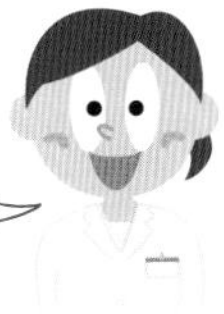

非定型抗精神病薬は従来型の定型抗精神病薬に比べ副作用が少なく、服用を続けやすくなっています

抗うつ薬を併用することもある

抗うつ薬は、うつ症状の改善・予防に用いられる薬で、うつ病の薬物療法の中心的役割を担っています。神経伝達物質のなかでも、気分や感情と関係の深いセロトニンやノルアドレナリンの濃度を高めることで、抗うつ作用を発揮します。

双極性障害でも、うつ病と同じようなうつ状態になる時期があります。しかし、双極性障害のうつ状態には、抗うつ薬よりも気分安定薬や非定型抗精神病薬の単独使用が推奨されています。これらの薬が単独では効かない、あるいは副作用のため継続できない場合や、不安障害を合併する場合などに、抗うつ薬の追加を検討することがあります。

抗うつ薬を用いる場合でも、単独での使用は推奨されません。躁転を誘発させたり、急速交代化させたりするリスクが高くなるからです。抗うつ薬を用いる場合は、気分安定薬や非定型抗精神病薬と併用するようにします。

双極性障害の治療で抗うつ薬を併用する場合、第一選択薬となるのは、「SSRI」（次頁参照）と呼ばれるタイプの薬です。SSRIが効かない場合は、「SNRI」（次頁参照）の使用を検討します。SNRIは、SSRIよりも躁転のリスクが高くなります。「三環系抗うつ薬」（次頁参照）と呼ばれる古いタイプの抗うつ薬は、躁転のリスクが非常に高くなるため、双極性障害で使用することはほとんどありません。

なお、抗うつ薬による躁転は、双極Ⅱ型障害よりも双極Ⅰ型障害で多いとされています。

抗うつ薬でうつ状態が改善された場合、抗うつ薬を継続することで再発を防止できるという報告もありますが、躁状態が新たに増えるなど、気分が安定しないという指摘もあります。うつ状態が改善された後は、徐々に薬の量を減らして中止するのが望ましいといえるでしょう。

抗うつ薬の種類と特徴

抗うつ薬を追加する場合の第一選択薬

SSRI

「Selective Serotonin Reuptake Inhibitors」の略で、日本語名は「選択的セロトニン再取り込み阻害薬」。セロトニンが吸収・分解されるのを抑制することで、感情や精神面を安定させるセロトニンを増やす作用がある

一般名(薬品名)	商品名	副作用
フルボキサミン	ルボックス、 デプロメールなど	吐き気 嘔吐 食欲不振など
パロキセチン	パキシルなど	
セルトラリン	ジェイゾロフトなど	
エスシタロプラム	レクサプロ	

SSRIが効かない場合に検討

SNRI

Serotonin & Norepinephrine Reuptake Inhibitors」の略で、日本語名は「セロトニン・ノルアドレナリン再取り込み阻害薬」。セロトニンと睡眠とストレスに関わるノルアドレナリンが吸収・分解されるのを抑制することで、セロトニンとノルアドレナリンを増やす作用がある

一般名(薬品名)	商品名	副作用
ミルナシプラン	トレドミンなど	吐き気 嘔吐、食欲不振 排尿障害など
デュロキセチン	サインバルタなど	

双極性障害の治療には推奨されない

「三環系抗うつ薬」

最も古いタイプの抗うつ薬。セロトニンとノルアドレナリンの再取り込みを強力に阻害することで、その働きを増強するが、そのほかの神経伝達物質にも影響を与えるため、口の渇き、便秘、体重増加、めまい、ふらつきなどといった副作用が多くみられる。双極性障害では、躁転のリスクが非常に高くなるため、使用されることはほとんどない

治療に使われるその他の薬

睡眠導入薬、抗不安薬、甲状腺ホルモン薬

双極性障害の治療では、患者さんの症状によって「睡眠導入薬」や「抗不安薬」を用いることがあります。この睡眠導入薬や抗不安薬を代表するのが、「ジアゼパム（商品名：セルシンなど）」や「ロラゼパム（商品名：ワイパックスなど）」といった「ベ*ンゾジアゼピン系」と呼ばれる薬の一群です。

これらの薬には、抗不安作用や催眠作用のほか、鎮静作用、抗けいれん作用など様々な作用があり、期待する作用によって使い分けられています。例えば、躁状態やうつ状態のときに不安で落ち着かないといった場合は、抗不安薬や鎮静薬として一時的に処方されることがあります。また、うつ状態のときは不眠を訴える患者さんが多いものです。このような場合は、睡眠導入薬として処方されます。

ただし、これらの薬は、あくまでも対症療法として用いられるもので、漫然と長く飲み続ける必要はありません。長く飲み続けると依存に陥ったり、急にやめたときに不眠になったりすることがありますし、再発の危険が高まる可能性もあります。症状が落ち着いたら、医師と相談しながら徐々に減らして中止するようにします。

そのほかにも、双極性障害の治療では、「甲状腺ホルモン薬」を用いることがあります。甲状腺ホルモン薬とは、甲状腺機能低下症の治療薬で、本来は甲状腺から分泌されるホルモンを薬で補うものです。双極性障害の治療でリチウムを服用していると、副作用として甲状腺機能低下症が起こることがあり、このような場合に処方されます。また、甲状腺ホルモン薬は、急速交代型の人にも有効性があるという報告もあります。

用語解説　ベンゾジアゼピン系薬剤　即効性があり、服用後すぐに効果が期待できる。反面、一定期間服用すると慣れてしまい、依存になるなどのリスクがある。

対症療法的に用いられる薬

睡眠導入薬、抗不安薬

なかなか眠れない人、不安な気持ちで落ち着かない人に用いられる薬

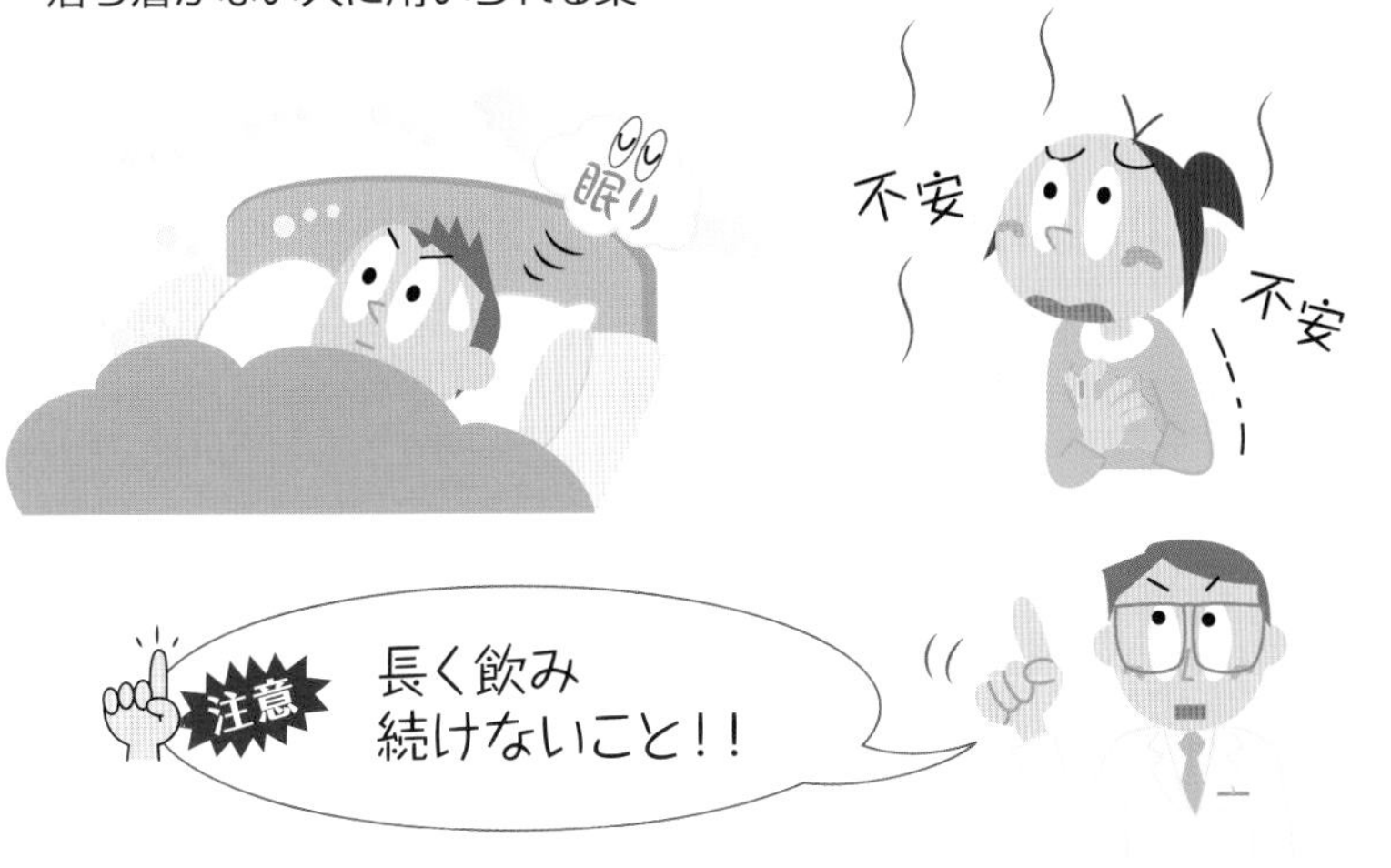

甲状腺ホルモン薬

双極性障害の治療で服用したリチウムにより甲状腺機能が低下した場合に用いられる薬

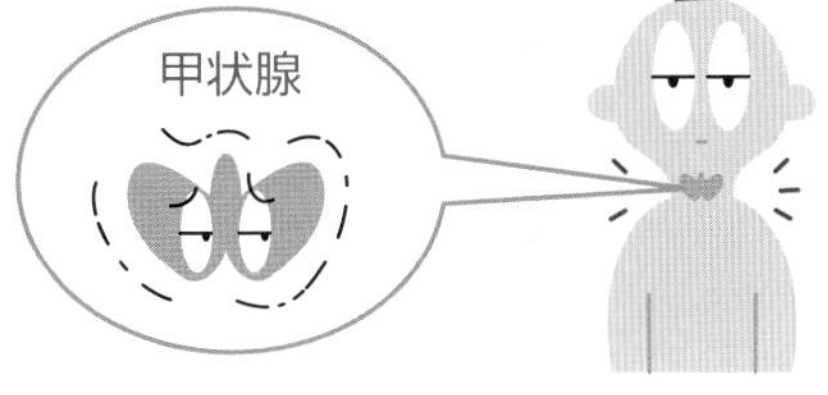

双極性障害の精神療法

心理教育

双極性障害の治療では、精神療法が薬物療法と並んで重要視されています。

双極性障害は経過の長い病気です。長い経過のなかには躁状態やうつ状態の時期もあれば、とくに症状のない寛解期もあります。どの時期にも同じように定期的に通院し、薬を飲み続けるというのは、簡単なようで難しいものです。長く上手に病気と付き合っていくためには、患者さん自身が病気を正しく理解し、受け入れ、向き合うことが重要になります。その支援をするのが精神療法です。

双極性障害の精神療法には、様々なものがありますが、なかでも最も中心的な役割を担うのが「心理教育」です。

双極性障害と診断された患者さんは、多くがその診断名に疑問を持ったり、不安になったりして、なかなか病気を受け入れることができません。しかし、病気を自覚し、治療の必要性を理解していないと、途中で通院や薬をやめてしまうなどして、再発をくり返すことになります。

心理教育では医師やカウンセラーの指導のもと、双極性障害とはどんな病気なのか、どんな治療がなぜ必要なのか、日々の生活ではどんなことに注意すべきなのかなどを学んでいきます。また、双極性障害の患者さんには、それぞれ再発の兆候というものがあります。再発の兆候を自分自身で把握できるようにするとともに、再発のきっかけになりやすいストレスへの対処法なども身につけます。

このようにして病気についての理解を深めることで、患者さん自身が治療や再発防止に積極的に取り組めるようになることを目指します。

病気を自覚し、治療の必要性を理解する

診断

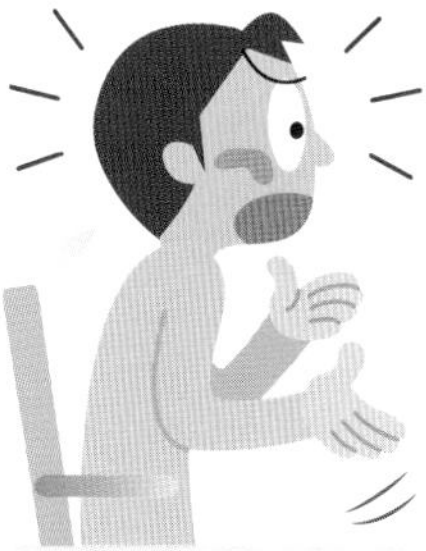

「診断が間違っているのでは…?」

「双極性障害などという病名は聞いたことがない」

「自分は気がふれてしまったのか…?」

「一生治らない重大な病気になってしまった…」

「本当に薬を飲まなくてはいけないのか?」

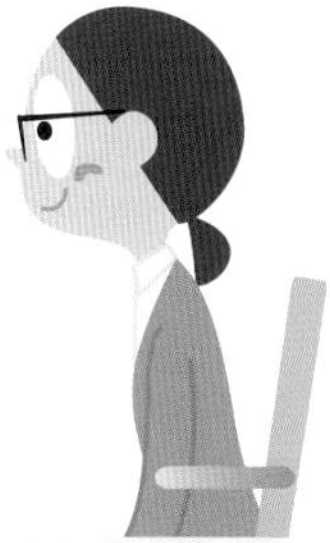

受け入れられない

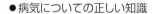

↓

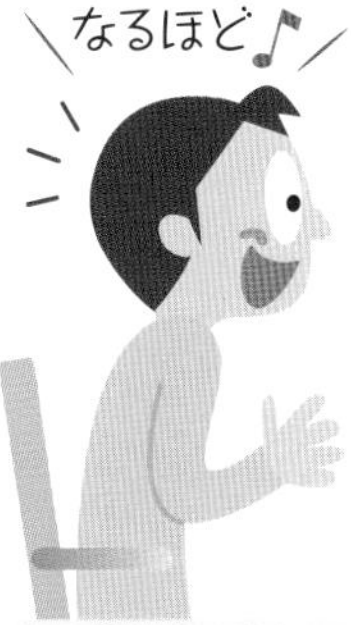

心理教育

- 病気についての正しい知識
- 服薬の重要性
- 日々の生活管理
- 再発の兆候の把握
- 症状への対処法
- ストレスへの対処法　など

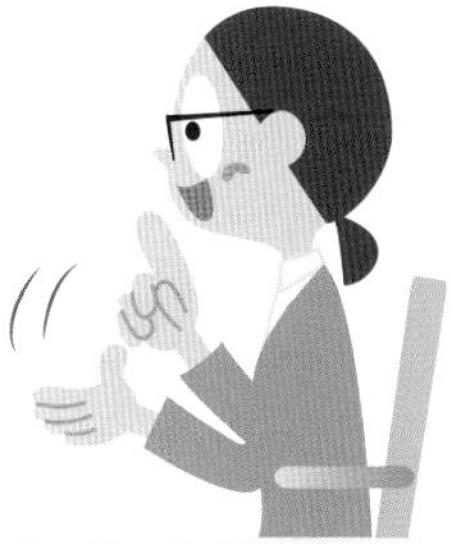

病気についての理解を深める

↓

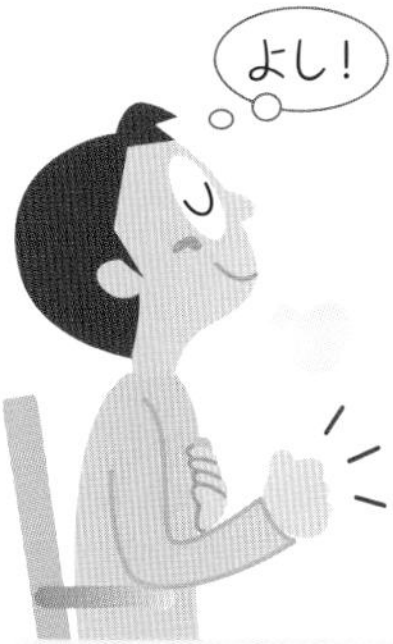

受容

「これが事実だ、受け入れよう」

「薬をきちんと飲み続ければ大丈夫」

「自分をもっといたわろう」

「病気と上手く付き合っていこう」

「病気についてもっと知りたい」

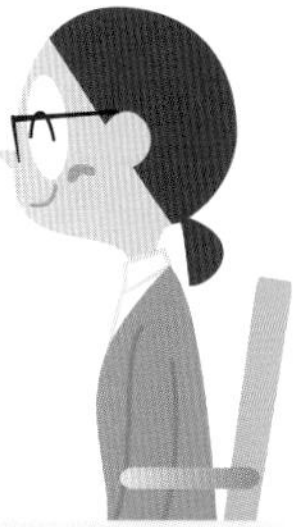

治療や再発防止に積極的に取り組めるようになる

認知療法

「認知療法」とは、思考の偏りや誤りに自ら気づき、バランスのよい考え方に修正していこうとする療法です。もともとはうつ病の治療や予防のためにつくられたものですが、双極性障害に対しても有効性が認められています。

ものごとのとらえ方や考え方のことを「認知」といい、私たちの気分や行動は、認知のあり方によって大きく影響されます。同じ出来事に直面しても、認知のあり方によって気分や行動は変わるということです。

例えば、恋人や友人を食事に誘ったけれど断られたという状況で、「忙しいのだな、仕方ないな、他の誰かを誘おう」と軽く受け流せる人もいれば、「自分は嫌われたのだ」と落ち込む人もいます。うつ状態のときは後者になりがちで、このものごとをマイナスにとらえてしまう思考パターンこそが、大きなストレス要因になっているのです。

そこで、認知療法では、マイナスの気分になるような出来事があったとき、なぜ自分はそのような気分になってしまうのかを思い起こします。先の例でいうと、落ち込んだ気分になったのは、誘いを断られたことに対して、「自分は嫌われた」と考えたからです。このような、ある出来事に対して瞬時に浮かぶ考えのことを「自動思考」といいます。

認知療法では、自動思考に自ら気づき、できるだけストレスにならないような別の思考に修正する練習をします。思考は簡単には変えられませんが、練習をくり返すことで、合理的でバランスのとれた考え方が身につくようになり、気分や行動にも前向きな変化がみられるようになります。また、行動が修正されることで、思考が前向きに変わるという効果もあります。このような取り組みは、うつや躁の最中に実践するのは難しいため、ある程度症状が落ち着いてから行います。

自分の思考パターンを知り、修正する「コラム法」

コラム法は、認知療法の手法の1つで、日々の生活のなかでマイナスの感情を抱いた出来事を書き出し、そのときの気分、自動思考(出来事に対して瞬時に浮かぶ考えのこと)、別の考えなどを記録することで認知を検証し、修正するクセが身につく

		記入例
第1 状況	マイナスの感情を抱いたときの状況を記入	みんなの前で上司にミスを指摘された
第2 気分	そのときの気分を記入。気分の強さを0～100%で評価	恥ずかしい(100%)、罪悪感(80%)、不安(80%)
第3 自動思考	そのときに頭に浮かんだ考えを記入。その考えの確信度を0～100%で評価	みんなは自分をバカにしているに違いない(100%)、自分のせいでみんなに迷惑をかけてしまった(80%)、今後、重要な仕事は任されないだろう(80%)
第4 別の考え	自動思考以外の考えを記入(採用する考えに◎)。その考えの確信度を0～100%で評価	◎この世に完璧な人間などいない、誰にだってミスはある(100%)、名誉挽回のチャンスはきっとある(80%)、とりかえしのつかないミスではないし、無能といわれたわけでもない(70%)、この経験を生かして、今後はミスをしないよう対策を立てよう(80%)
第5 結果	採用した考えによって気分がどう変わったかを記入。気分の強さを0～100%で評価	恥ずかしい(50%)、罪悪感(40%)、不安(20%)

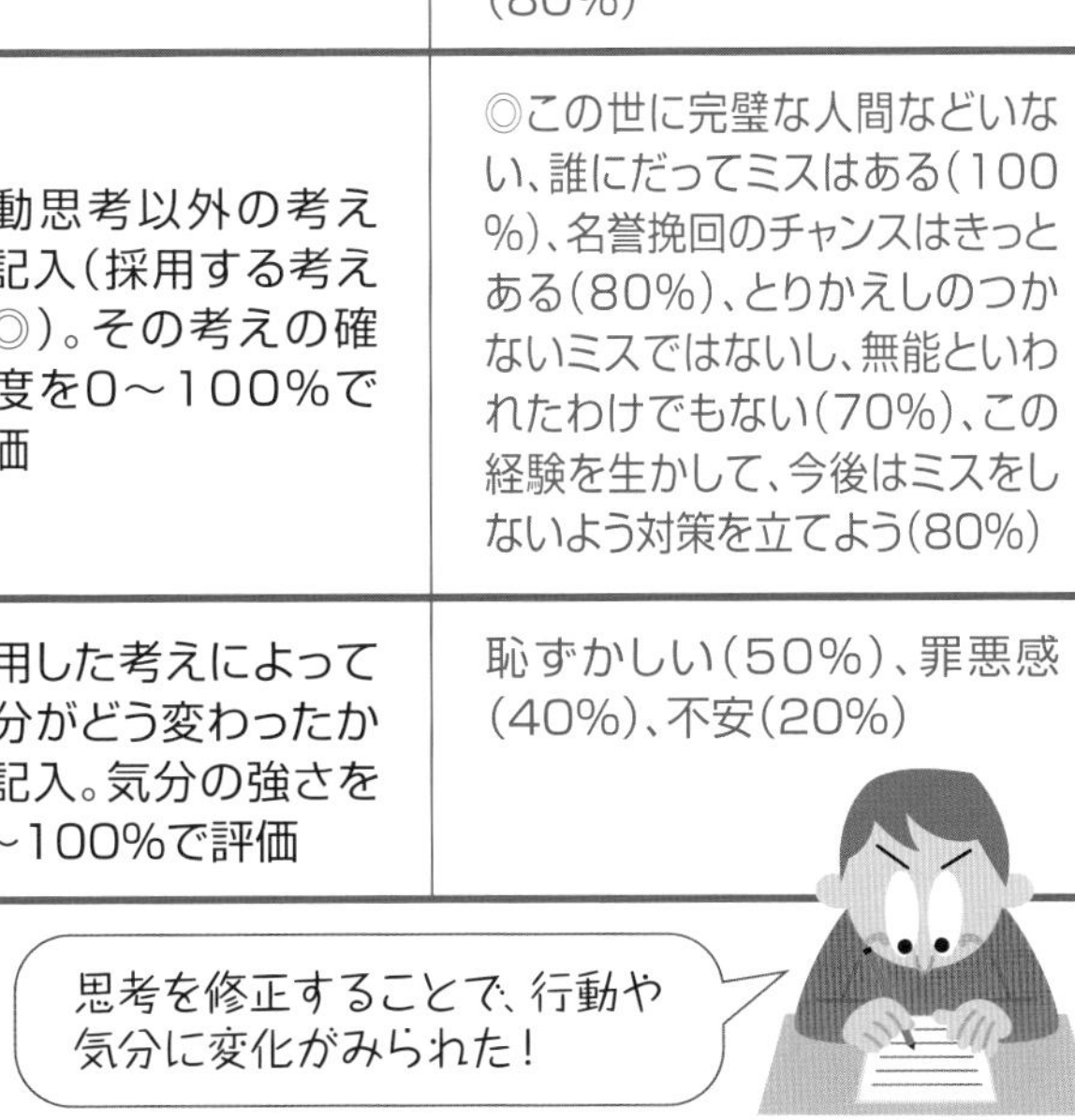
思考を修正することで、行動や気分に変化がみられた！

家族療法

双極性障害の患者さんにとって、最も身近な存在である家族の対応は、患者さんの病状や回復の経過に大きな影響を与えます。60頁でも触れましたが、病気の経過中に急速交代化するケースでは、患者さんと家族との間に生じる慢性的なストレスを一因として指摘する説もあります。逆に、治療に適した家族・生活環境で暮らす患者さんは、再発率が低いこともわかっています。

こうしたことから、双極性障害の精神療法では、家族にも病気の知識や患者さんへのよりよい対応を学んでいただく「家族療法」が重視されています。

家族療法は「家族心理教育」とも呼ばれ、病気についての知識や服薬の重要性、再発の兆候の把握、症状やストレスへの対処法など、患者さんが心理教育で学ぶ内容を家族にも学んでいただきます。加えて家族療法では、患者さんとの向き合い方や対応の仕方、家族自身のストレスマネジメントなどについても学びます。

また、治療者が患者さんや家族と個別に面談を行い、患者さんを取り巻く家族の状況を把握・分析するとともに、問題点を探ります。家族の対応の仕方や家族関係などに患者さんの回復を妨げているものがあれば、改善をはかり、治療に適した環境づくりに役立てます。

双極性障害では、とくに躁状態の問題行動がエスカレートすると、家族は振り回され疲弊し、サポートする気持ちが萎《な》えてしまうこともあるでしょう。そんな家族の困難を支えるのが家族療法です。

家族療法では、病気は患者さん本人の問題であるとともに、家族の問題でもあるととらえ、患者さんだけでなく家族も支援の対象として、よりよい家族関係の構築を目指します。困難にぶち当たってもあきらめず、患者さんと一緒に病気と向き合ってみてください。

家族も病気を学び理解する「家族療法」

家族療法の内容

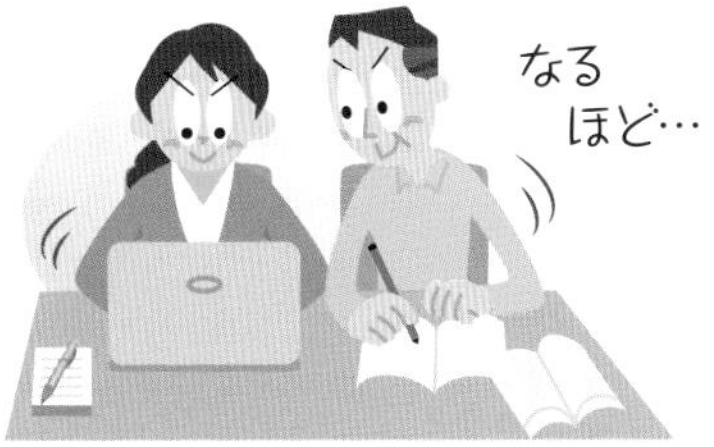

病気について知識を深める

双極性障害はどんな病気なのか、再発しやすく、長い経過になることを家族も理解しておく

服薬の重要性

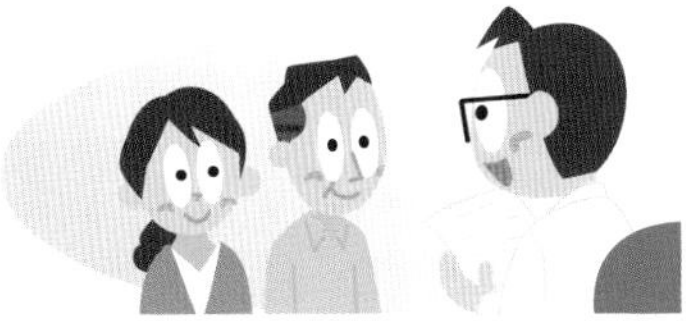

どんな薬を何のために服用するのかを学び、患者さんが薬を飲み続けられるようサポートする。また、副作用が現れたときや、患者さんが服用を拒否するようなときは、医師に相談する

再発の兆候の把握

再発の兆候は家族も把握しておく。実際に再発したときの対応も学び、症状がエスカレートするのを防ぐ

症状への対処法

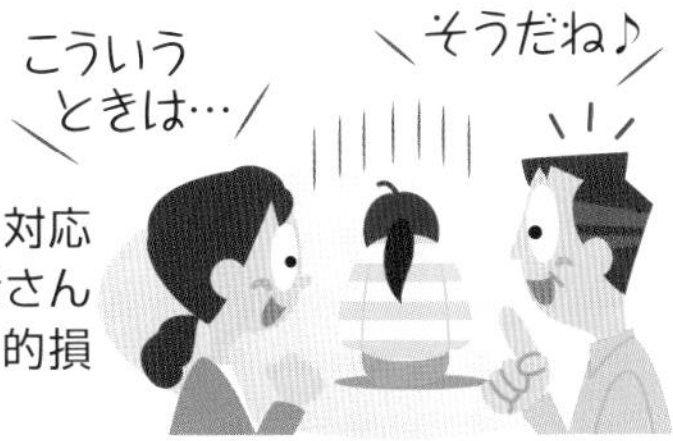

躁状態やうつ状態のときの対応や問題解決法を学び、患者さんや家族が被る社会的・経済的損失を最小限に食い止める

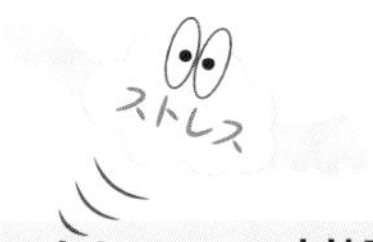

ストレスへの対処法

ストレスは再発の大きなリスクになる。患者さんだけでなく、家族もストレスをためない工夫を学ぶ

治療に適した環境づくり

再発を防ぐ家庭環境づくりや家族の役割、患者さんとのコミュニケーション法について学ぶ

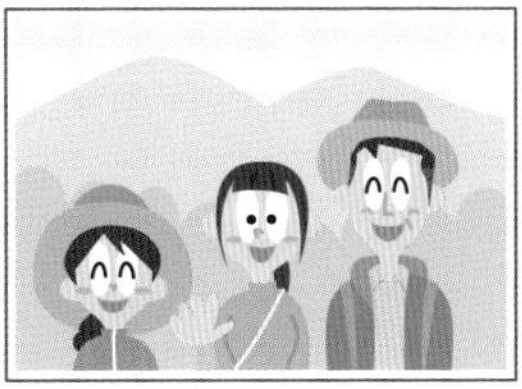

対人関係・社会リズム療法

双極性障害では、生活リズムの乱れや対人関係、ライフイベントなどに関わるストレスが再発のリスクとして挙げられます。そのため、対人関係を含めた規則正しい生活リズムを保つことが、再発予防につながると考えられています。「対人関係・社会リズム療法」とは、これを形にして実践していこうとする療法で、対人関係療法に社会リズム療法を併用して行います。

対人関係療法では、ストレスの問題を対人関係に絞って、治療者との対話のなかで解決する方法を探っていきます。

対人関係療法でとくに重要視する問題は4つあります。

①**悲哀**（例：大切な人や大切なものを失った）

②**対人関係上の役割をめぐる不和**（例：お互いが期待する役割にズレがある）

③**役割の変化**（例：結婚や出産、進学や昇進などによって役割が変化した）

④**対人関係の欠如**（例：人間関係をうまく築けず、すぐに破綻してしまう）

これらの問題について、自分の感情や症状との関連を考え、どうすれば解決できるのかを治療者と話し合います。

一方、社会リズム療法では、とくに睡眠・覚醒リズムの乱れが双極性障害の再発に深く関与していることから、生活リズムを整えることが重要であると考えます。そこで、起床時間、その日初めて人と接触した時間、活動を開始した時間、夕食、就寝時間などを記録し、バランスのとれた規則正しい生活リズムになるように修正します。

また、一つひとつの活動についても、どの程度人と接触したかを把握し、対人関係の持ち方についてもバランスをはかるよう意識し、気分の改善へとつなげていきます。

対人関係と生活リズムの乱れを探る

対人関係療法ー対人関係のストレスを探る

とくに重要視する4つの問題について、自分の感情や症状との関連を考え、治療者と解決法を探る療法

1 悲哀

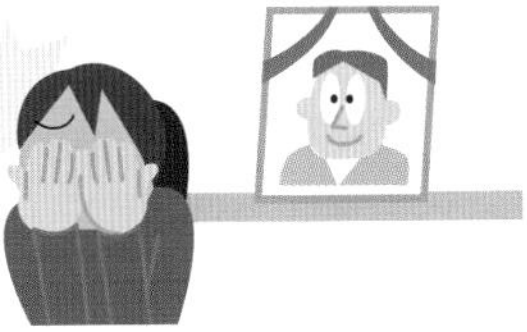

例 大切な人やものを失った

2 対人関係上の役割をめぐる不和

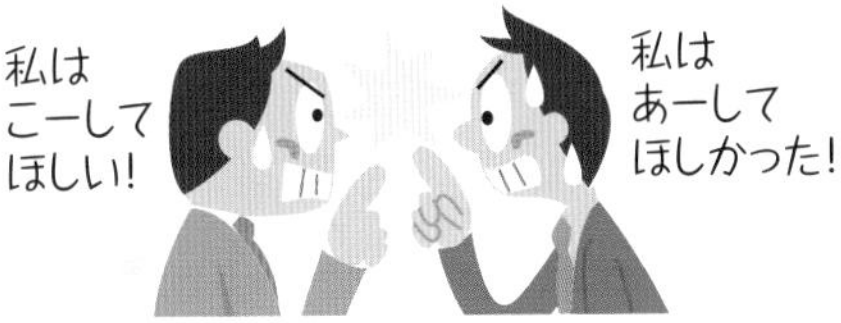
私は
こーして
ほしい!
私は
あーして
ほしかった!

例 お互いに期待する役割にズレがある

3 役割の変化

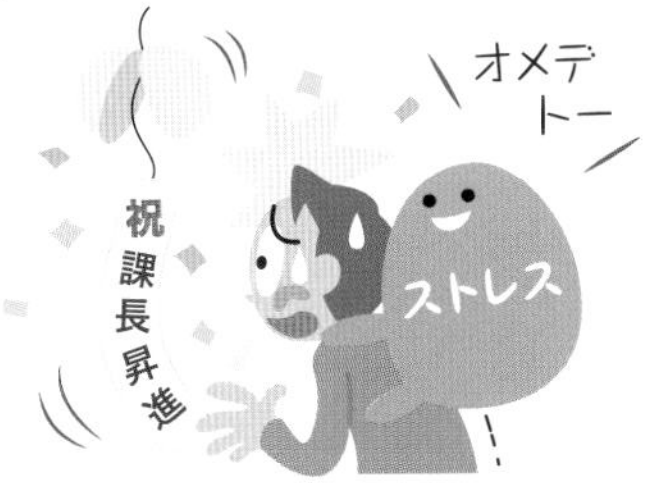
祝課長昇進
オメデトー
ストレス

例 結婚や出産、進学や昇進などによって役割が変化した

4 対人関係の欠如

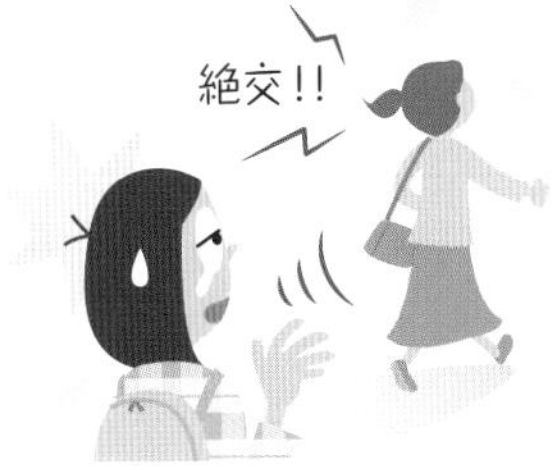
絶交!!

例 人間関係をうまく築けず、すぐに破綻してしまう

社会リズム療法ー生活リズムを整える療法

社会リズム療法では、「ソーシャル・リズム・メトリック(SRM)」という表を用いて、日々の生活リズムを記録し、規則正しい生活リズムになるように修正する

[SRMの記入例]

活動	目標	日		月		火		水		木		金		土	
	時刻	時刻	人	時刻	人	時刻	人	時刻	人	時刻	人	時刻	人	時刻	人
起床	7:00	10:00	0	7:35	0	7:00	0	7:00	0	7:00	0	7:00	0	10:30	0
人との初めての接触	7:05	10:25	1	7:40	1	7:05	1	7:05	1	7:05	1	7:05	1	10:40	1
仕事・学校・家事などの開始	9:00	終日家にいた	1	9:00	3	9:00	2	9:00	2	9:00	2	9:00	4	終日家にいた	1
夕食	19:00	18:30	2	19:30	2	19:00	2	19:40	2	20:00	1	19:00	3	18:30	2
就寝	23:00	0:00	0	23:20	0	23:00	0	23:00	0	23:30	0	0:30	0	0:10	0

双極性障害のその他の治療法

通電療法と磁気療法

「通電療法」とは、脳に電気的な刺激を与えることで、脳の神経細胞や神経伝達物質を活性化し、精神症状を改善する療法です。うつ病には劇的な効果があるとされ、双極性障害にも有効性が認められています。

通電療法は1930年代に開発された古い治療法で、以前は人為的にけいれん発作を起こさせるため、敬遠されがちでした。しかし、今日までに様々な改良が施され、今は「筋弛緩薬《きんしかん》」という薬を用いることで、けいれんを起こすことなく安全に行えるようになっています。

治療は全身麻酔で行われるため、患者さんが苦痛を感じることはありません。全身麻酔をして、筋弛緩薬を投与したあと、おでことこめかみの辺りにつけた電極パッドから電流を流します。通電時間は3秒ほどで、正確な量の電流を流すので、安心して受けることができます。副作用として最近の出来事の記憶が薄れますが、この物忘れは数日から数週間でなくなります。

なお、治療後はすぐに効果が現れますが、病気が治ってしまうわけではありません。通電療法を受けたあとも、薬物療法を続ける必要があります。

もう1つ、双極性障害の治療法には「磁気療法」という療法もあります。磁気療法では、磁気コイルという磁気を発する機器を患者さんの頭にかざし、磁気刺激を脳に与えることで、脳の神経細胞や神経伝達物質を活性化します。痛みが全くないため、全身麻酔の必要がなく、より安全かつ手軽に受けることができます。ただし、まだ新しい療法なので、有効性については今後の研究結果が待たれます。

脳への刺激で症状を改善する

通電療法

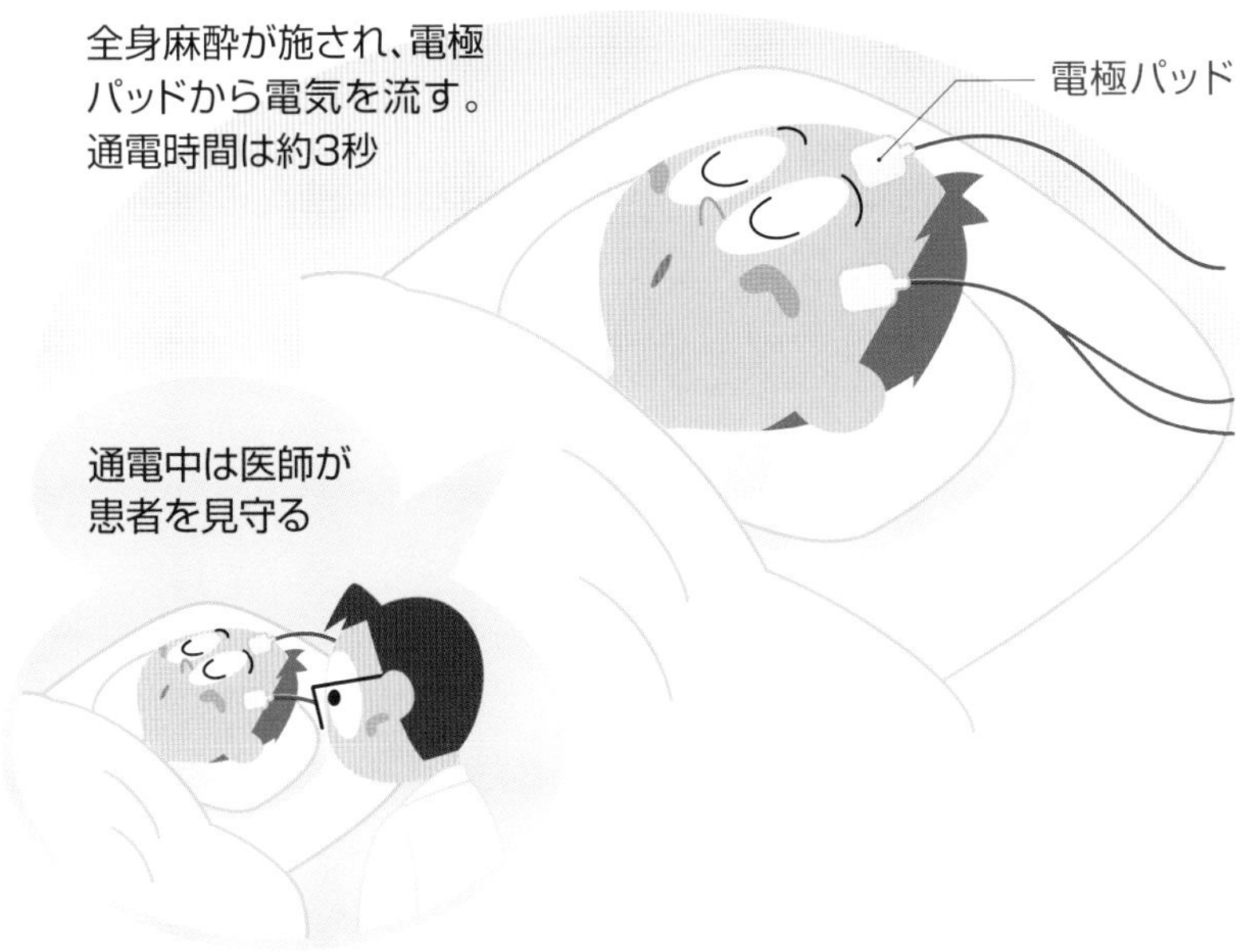
全身麻酔が施され、電極パッドから電気を流す。通電時間は約3秒
電極パッド
通電中は医師が患者を見守る

磁気療法

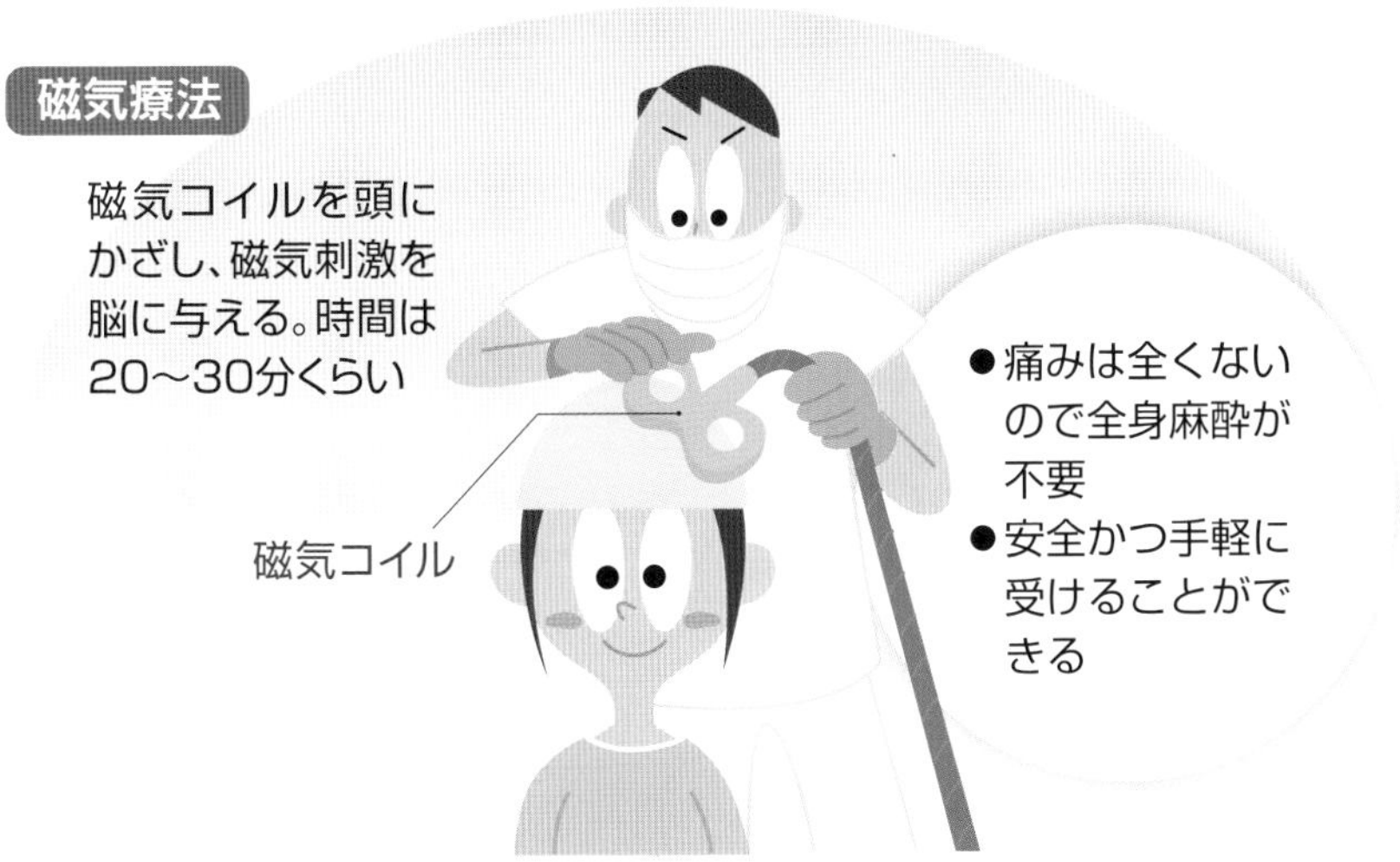
磁気コイルを頭にかざし、磁気刺激を脳に与える。時間は20〜30分くらい
磁気コイル
●痛みは全くないので全身麻酔が不要
●安全かつ手軽に受けることができる

入院が必要になるケース

ひどい躁状態のときは保護することも

双極性障害の治療は、基本的には外来に通院して行います。しかし、症状が重いとき、とくにひどい躁状態のときは、患者さんを保護するために入院してもらうことがあります。

入院が必要になるのは、主に次のようなケースが考えられます。

- 問題行動をコントロールできず、社会的な信頼を損なうおそれや、経済的に莫大な損失を被るおそれがある
- 病気であるという自覚が持てず、自宅では必要な服薬や療養ができない
- 不眠が続くなど生活リズムが著しく乱れている
- イライラや攻撃性が高まり、他人に危害をおよぼすおそれがある
- 自傷行為や自殺を企てる危険がある

入院というと、「社会から隔離されてしまう」というイメージを持たれるかもしれませんが、入院は薬物療法や十分な休息といった必要な治療を、より安全・確実に、安心して受けるための一時的な手段です。病状が安定すれば、もとの通院治療に戻ることができます。患者さんはもちろん家族のためにも、自宅療養に限界を感じたら、入院という手段をうまく活用してください。

なお、精神科医療における入院には、精神保健福祉法に基づくいくつかの形態があります。本人が入院を頑《かたく》なに拒むような場合でも、精神保健指定医が診察をして入院が必要と判断されれば、保護者の同意に基づいて強制的に入院させることができる制度もあります。まずは、かかりつけの精神科医に相談しましょう。

様々な入院形態がある

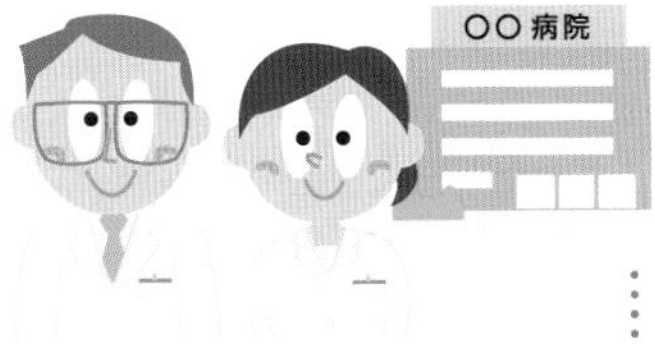

本人の同意のもとで行われる入院

任意入院

本人が入院の必要性を正しく理解したうえで、本人の意思で行う入院。本人の意思によることを確認する同意書を提出する。なお、原則として、本人の希望があり医師がそれを許可すれば、自由に退院することができる

本人の同意なしに行われる入院

医療保護入院

本人が入院を拒むときは、本人の同意が得られなくても、精神保健指定医が診察を行い、入院が必要と判断すれば、保護者の同意に基づいて強制的に入院させることができる

措置入院

自傷他害や自殺のおそれがある場合は、警察官などが都道府県知事に通報し、行政の権限で国・都道府県立精神科病院や指定病院に強制的に入院させることができる。通常2名の精神保健指定医が診察を行い、入院が必要と判断された場合に入院となる。退院するには、都道府県知事の「措置解除」決定が必要

緊急措置入院

緊急を要し、措置入院にかかわる手続きが間に合わない場合に、1名の精神保健指定医の診察・判断によって、72時間に限り強制的に入院させるものを緊急措置入院という。ただし、72時間以内に、2名の精神保健指定医が再度診察を行い、措置入院に切り替えなければならない

応急入院

精神保健指定医が緊急の入院が必要と判断した場合、本人や保護者の同意が得られなくても、72時間に限って応急入院指定を受けた病院に強制的に入院させることができる。応急入院は、家族と連絡がとれない場合などに行われる

再発の兆候に気づいたら、すぐに受診を！

再発の原因の多くは治療の中断

双極性障害は、再発する確率の高い病気です。治療を受けていったんは回復しても、5年後には8割以上の患者さんが再発するというデータもあります。

患者さんのなかには薬が効きにくい人もいます。そのため、定期的な通院を欠かさず、きちんと服薬を続けていたにもかかわらず、再発してしまう人もいます。しかし、やはり再発の多くは、服薬が続かなかったり、通院をやめてしまうことが原因として考えられるのです。

双極性障害には、躁もうつも現れていない寛解期という時期があります。患者さんは寛解期になると、どうしても病気のことを忘れがちになります。気分が安定しているのに薬を飲み続けることに抵抗を感じるかもしれません。定期的に通院することに意味を感じられず、通院自体が面倒になるといったこともあるでしょう。しかし、そこで治療をやめてしまうと、非常に高い確率で再発してしまうのです。

このようなことがないように、たとえ症状が治まっていても、通院と服薬をきちんと続けて再発予防に努めてください。同時に、再発の兆候を見逃さないことも大切です。

再発の兆候には、患者さん本人にしかわからないものと、家族や周囲の人が気づくものがあります。再発の兆候に気づいたら、できるだけ早く受診するようにしてください。とくに躁状態は激しくなると受診や服薬を強く拒み、治療がままならなくなります。病状が悪化すれば、その分、社会的損失も大きくなります。患者さんも家族も、あらかじめ再発の兆候を把握しておき、異変がみられたらすみやかに受診することを決めておきましょう。

再発の兆候を見逃さない！！

本人が感じるもの

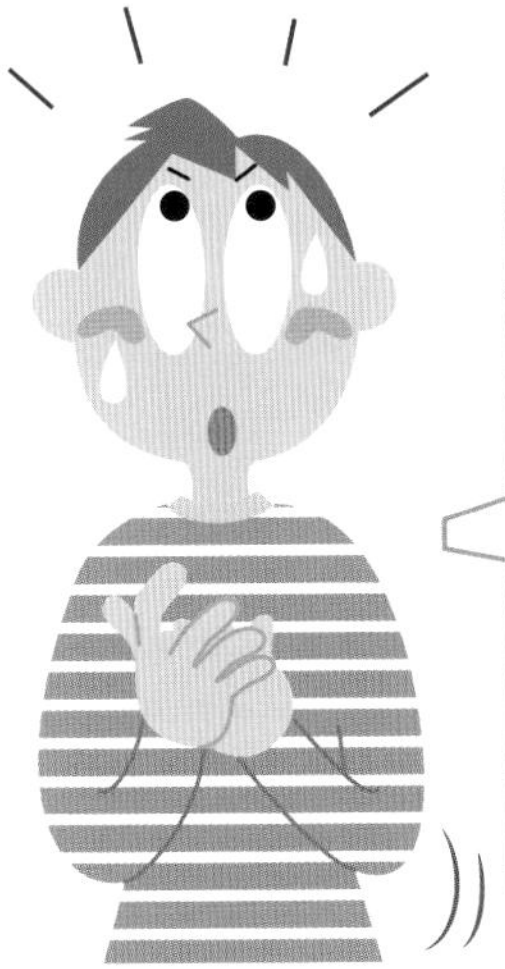

躁の兆候

- アイデアがどんどん湧いてくる
- なんでもできそうな気がする
- 他人がバカのように思える
- 爽快感に満ちあふれている
- 眠る時間がもったいないと思う

など

うつの兆候

- 楽しい、おもしろいと感じなくなる
- 疲れがなかなかとれない
- 動くのが億劫になる
- 考えがまとまらない
- 不安感や焦燥感、あるいは恐怖感が増している

など

家族や周囲の人が気づくもの

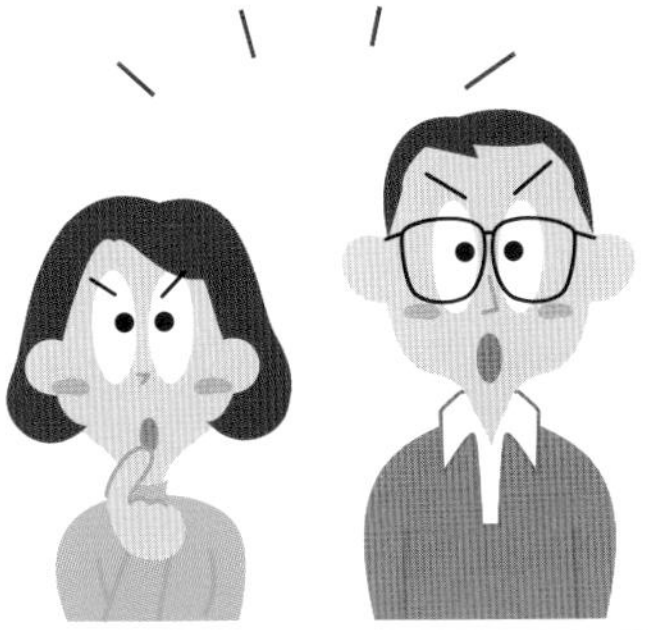

躁の兆候

- お金を派手に使う
- じっとしていない
- 早口でよくしゃべる
- 非現実的なことをいう
- なにもなくても大笑いする

など

うつの兆候

- 仕事の能率が落ちている
- 話をしなくなる
- 食欲が低下している
- 体調不良を訴える
- 身なりがだらしなくなっている　など

column

安定剤と気分安定薬の違い

みなさんは「安定剤」、または「精神安定剤」という言葉を聞いたり、使ったりしたことはないでしょうか？　イライラしたとき、医者にかかっているわけでもないのに「安定剤でも飲まないとやってられない」などと口走る人がいるものです。

この安定剤は、双極性障害の治療に使われる「気分安定薬」と名前が似ているため、混同されることが多いようです。しかし、安定剤と気分安定薬は全く別の薬です。

安定剤は、不安や緊張を軽減・解消し、気分を落ち着かせるための薬で、「マイナートランキライザー」と「メジャートランキライザー」の2種類があります。メジャートランキライザーは強力な精神安定剤で、「抗精神病薬」とも呼ばれます。抗精神病薬は、双極性障害でも気分安定薬と並んでよく使われます。

一方、マイナートランキライザーは穏やかな精神安定剤で、こちらは「抗不安薬」とも呼ばれています。眠くなる作用があるため、「睡眠導入剤」としてもよく使われます。

一般的に安定剤という場合は、多くが抗不安薬である「エチゾラム（商品名：デパス）」や「アルプラゾラム（商品名：ソラナックス）」、「ロラゼパム（商品名：ワイパックス）」などを指しています。いずれも気分安定薬ではありませんから、混同しないよう注意しましょう。

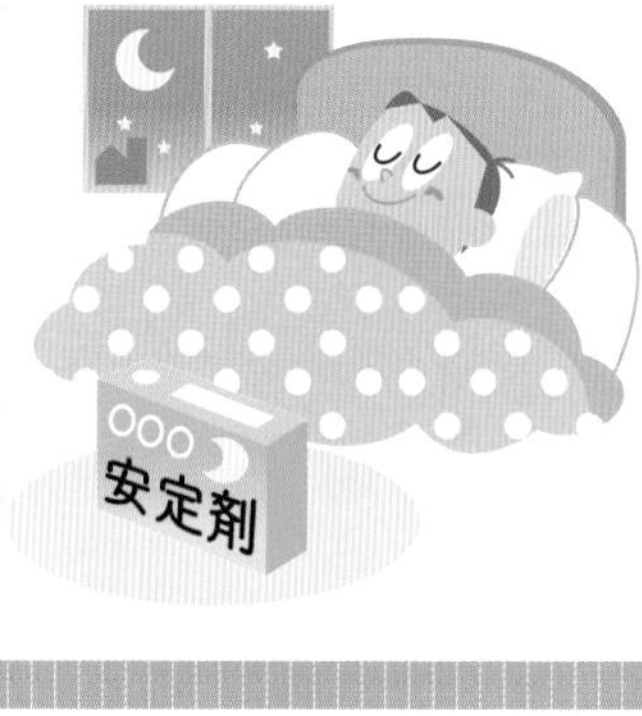

ちなみに、気分安定薬の「安定」は気分を落ち着かせるという意味ではありません。躁とうつの大きな波を抑えて安定化させる薬という意味です。

第5章

再発に注意しながら、自分らしい生活を取り戻す

双極性障害は再発しやすい病気です。再発を防ぐためには、本人が再発しにくい生活を心がけることも重要です。そばにいる家族は、本人が安心して治療に専念できるよう、ともに病気に対する知識を深め、サポートしてあげてください。

病気の再発を防ぐための心得

本人や家族が病気を正しく理解する

双極性障害は、症状の有無に関わらず、長期に渡って治療を継続していく必要のある病気です。長く病気とつき合っていくためには、病気のことを正しく理解し、受け入れることが重要になります。

そこで、最初に理解しなければならないのは、「双極性障害は脳の病気」だということです。はっきりしたメカニズムはわかっていませんが、脳内の神経伝達物質の不具合によって、躁やうつといった気分の波が生じてしまうのです。この不具合は、気の持ちようでコントロールすることはできません。激しい躁状態にみられるひどい暴言も、常軌を逸した行動も、病気がさせていることなのです。

患者さんは自分を責める必要はありません。そばにいる家族も患者さんを責めるのではなく、一緒に病気に立ち向かう気持ちを持つことが大切です。

幸いなことに、双極性障害には有効な薬物療法があります。双極性障害は再発しやすい病気ですが、定期的に通院し、薬物療法を継続すれば、もとの自分らしい生活を送ることは十分に可能なのです。

病気への理解が一歩進むと、今度は「一生、薬を手放せないのか…」という不安にかられるかもしれません。しかし、生涯に渡って薬を服用しながらつき合う慢性の病気は、双極性障害以外にもたくさんあります。例えば、高血圧や糖尿病の患者さんは、定期的に通院しながら薬の服用を続けていますが、同時に健康な人と変わらない生活を送っているものです。同じように、双極性障害という持病があっても、正しく治療を継続していけば、病気をコントロールしながら日常生活を送れるのだということを知っておいてください。

双極性障害を正しく理解する

双極性障害は脳の病気

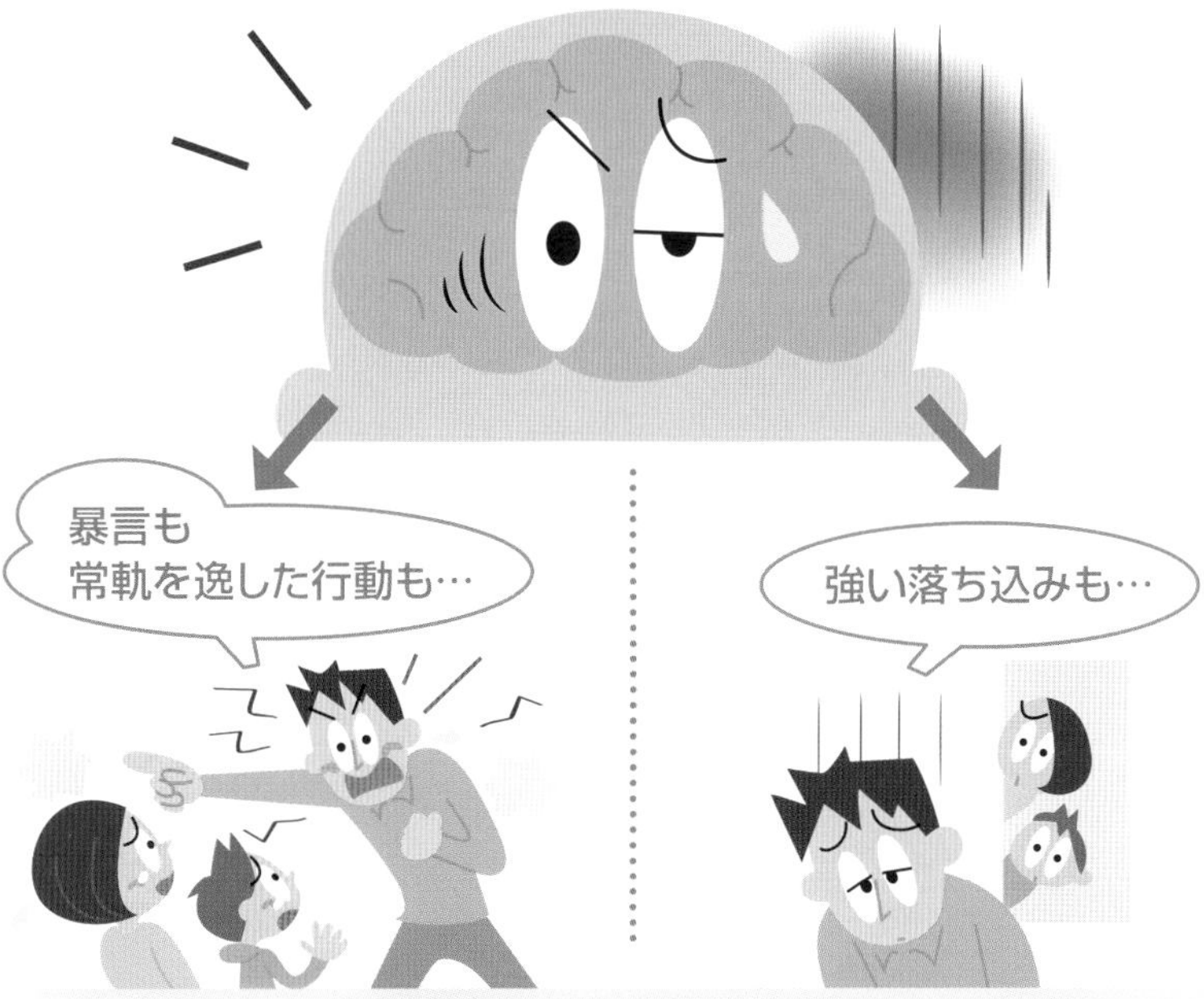
暴言も
常軌を逸した行動も…
強い落ち込みも…

「病気がさせていること」だから…

一緒に、病気に立ち向かうことが大切

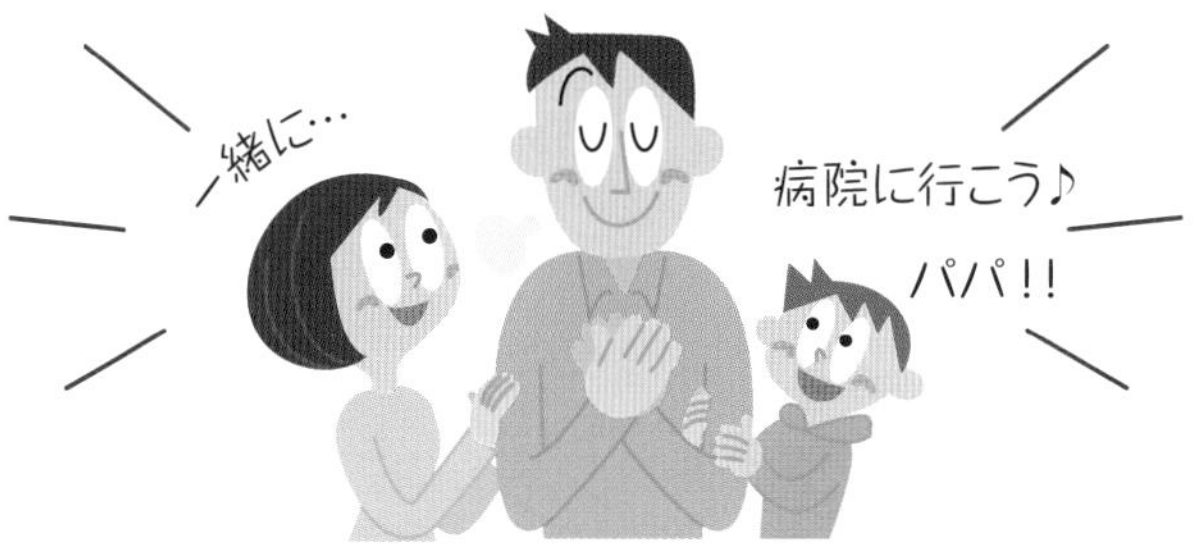
一緒に…
病院に行こう♪
パパ!!

定期的に通院し、薬物療法を継続すれば、もとの
自分らしい生活を送ることは十分可能

薬の服用は自己判断でやめない

再発を防ぐために、絶対にやってはいけないことは、自己判断で薬の服用をやめてしまうことです。患者さんが薬の服用をやめてしまうときというのは、主に3つの状況が考えられます。

まず1つは、躁もうつも現れていない寛解期です。寛解期になると、多くの患者さんは普通に日常生活を送ることができます。寛解期が半年、1年と続くと、「もう薬を飲まなくても大丈夫だろう」と思いたくなるでしょう。家族や周囲の人も、病気を正しく理解していないと、「いつまで薬を飲み続けているのだ」と言いたくなるかもしれません。しかし、ここで薬の服用をやめてしまうと、非常に高い確率で再発してしまうのです。症状のないときこそ、今一度、薬物療法の必要性を再確認してみてください。

2つ目に薬をやめたくなるときというのは、薬が合わない場合です。症状がなかなかよくならないと、「薬を飲んでいるからよくならないのではないか」と疑心暗鬼になることがあります。とくにうつ状態は長引くことが多く、その人に合った薬の処方が見つかるまでに時間を要することがあるものです。薬物療法の中心となる気分安定薬や抗精神病薬は、複数の種類があり、薬の組み合わせにもいくつものパターンがあります。今の組み合わせが合わないとわかれば、医師は別の方法を考えてくれるはずです。あきらめずに治療を続けてください。

もう1つ、躁状態が始まったときも要注意です。とくにうつ状態から急に躁転したときは、昨日までのつらい気分がうそのように晴れてしまうため、病気は完全に治ってしまったと思い込むことがありま す。しかし、そんなときこそ、薬で躁の波をしっかり抑える必要があるのです。本人の意思だけで薬を飲み続けるのが難しい場合は、家族のサポートも必要になります。それでも薬を服用できない場合は、入院を検討することになります。

薬の服用をやめたくなるとき

寛解期

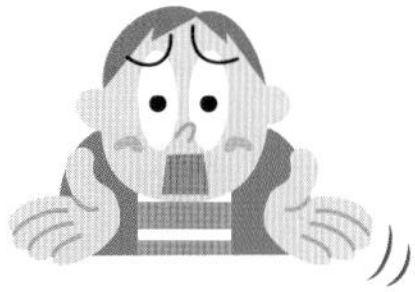

もう薬は飲まなくてもいいんじゃないか…？

症状の有無にかかわらず、
薬の服用を
続けることが大切です

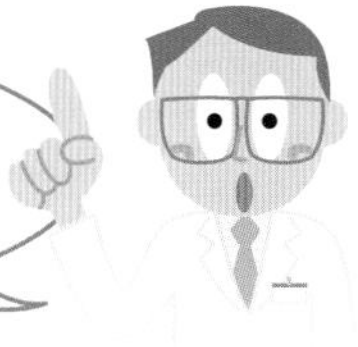

うつ状態のときなど

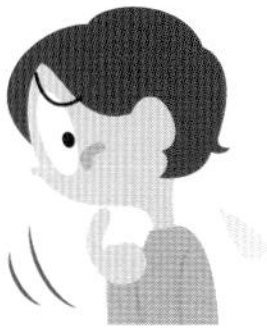

症状が改善されないのは薬のせいじゃないのか…？
副作用がつらいから、もう薬は飲みたくない…

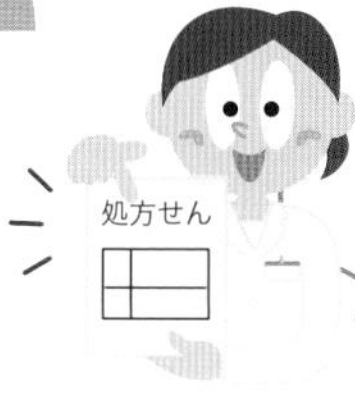

薬が合わない場合は、
提案させていただきます

躁状態のとき

気分爽快！ もう病気は
治ってしまったから薬は必要ない！

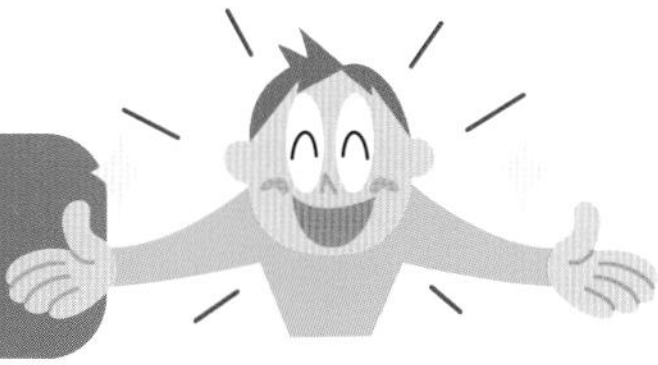

できるだけ早期に薬物療法で
躁の波を抑える必要があります

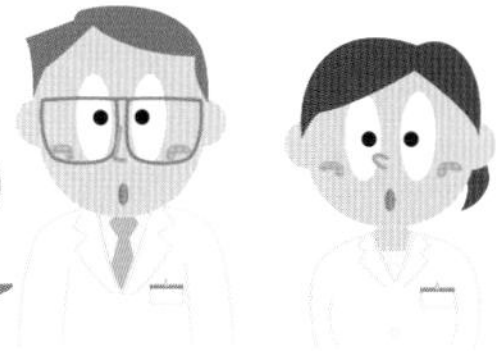

自分らしさを取り戻す生活術

1日の生活リズムを整える

再発を防ぐためには、薬の服用を続けることが不可欠ですが、それだけでは十分ではありません。日常生活では再発のリスクを避け、再発しにくい生活を心がけることも大切です。

なかでも最も重要なのが、生活リズムを整えることです。規則正しい生活リズムは、症状の改善や再発の防止に役立つことがわかっています。

双極性障害の患者さんは、1日の生活リズムが乱れがちです。その原因として考えられているのが、「体内時計」の乱れです。私たちの体には、朝になると目覚め、日中は活動し、夜になると眠くなるという自然な日内リズムが備わっています。この日内リズムは、脳内にある体内時計がコントロールしています。しかし、双極性障害の患者さんは、脳の機能的不調のため、体内時計のリズムが乱れていることが多いものです。これが睡眠・覚醒リズムの乱れを引き起こし、徹夜や昼夜逆転といった再発のきっかけにつながってしまうのです。

体内時計は約25時間周期で動いているため、私たちは朝日を浴びたり、人と接触したり、日中に活動や運動を行ったり、規則正しい食事をとったりすることで、24時間周期にリセットしています。躁状態やうつ状態の最中には、これらが難しくなるため、日内リズムが乱れやすくなります。この乱れをいつまでも引きずっていると、せっかく症状がよくなっても、再発のリスクを免れません。

症状が落ち着いてきたら、早寝早起き、規則正しい食生活を心がけ、積極的に活動したり、人と接触したりして、体内時計が正しくリセットされるよう、生活リズムを整えていきましょう。

規則正しい生活リズムを取り戻そう

日常生活では、再発を防ぐためにも「再発しにくい生活」を心がけることが大切

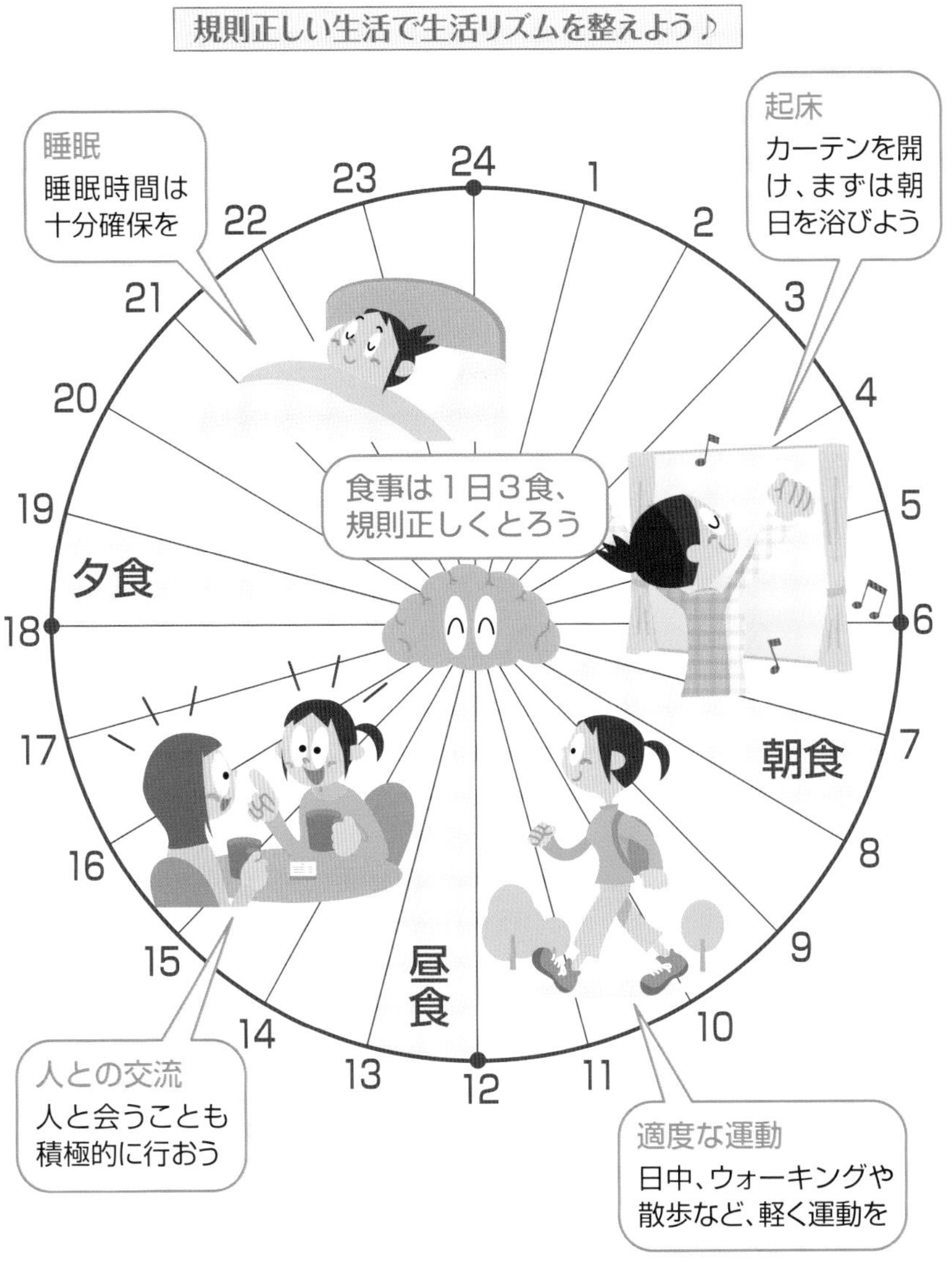
規則正しい生活で生活リズムを整えよう♪
睡眠
睡眠時間は十分確保を
起床
カーテンを開け、まずは朝日を浴びよう
食事は1日3食、規則正しくとろう
夕食
朝食
昼食
人との交流
人と会うことも積極的に行おう
適度な運動
日中、ウォーキングや散歩など、軽く運動を
24
1
2
3
4
5
6
7
8
9
10
11
12
13
14
15
16
17
18
19
20
21
22
23

栄養バランスのとれた食事を規則正しくとる

体内時計のリズムを整えるためには、３度の食事を規則正しくとることも重要です。

実は、体内時計には2種類あり、1つは「主時計」といい、脳にあります。主時計は、朝起きたときに目の網膜から入る光が合図となり、リセットされます。そしてもう1つ、「末梢時計」と呼ばれるものが同調することで、体内時計のリズムは正しく刻まれるようになるのです。

末梢時計は各臓器にあり、「血糖値の上昇」を合図にリセットされます。血糖値は、食事をとることによって上昇します。つまり、末梢時計が正しくリセットされるためには、1日3度の食事を規則正しくとることが大切なのです。

とくに、朝食を毎朝決まった時間にとることは重要です。朝の光を浴びたあと、1時間以内に朝食をとることで末梢時計が主時計に同調し、その日1日の日内リズムがつくりやすくなるからです。

また、食生活では、食事の質や量にも気を配る必要があります。末梢時計をリセットさせるためには、血糖値を上げやすい糖質（炭水化物）をしっかりとることが重要です。しかし、糖質のとりすぎは体重増加や糖尿病のリスクになります。

野菜ジュースだけ、あるいはパンだけ、などといった偏った食事ですませるのではなく、糖質・脂質・たんぱく質の三大栄養素と、ビタミン・ミネラル・食物繊維を過不足なく、バランスよくとることのできる食事を心がけましょう。1つ1つの栄養素を意識してとろうとするのは難しいものですが、ごはんやパン、めん類などの「主食（糖質）」、肉や魚、卵、大豆製品などが中心の「主菜（たんぱく質・脂質・ビタミン）」、野菜やキノコ、豆類、海藻類などが中心の「副菜（ビタミン・ミネラル・食物繊維）」を揃えるようにすると、自然とバランスのとれた食事になります。

食事を規則正しくとることが体内時計のリズムを整える

体内時計には2種類ある

1 主時計

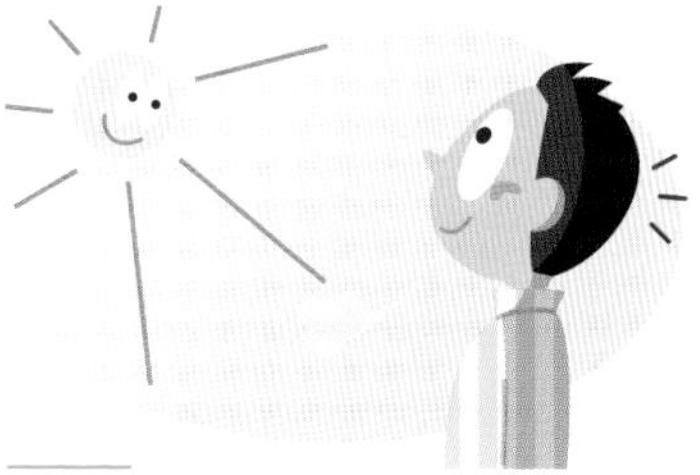

起床

朝起きたときは目の網膜から入る光が、合図となる

▼

体内時計がリセットされる

2 末梢時計

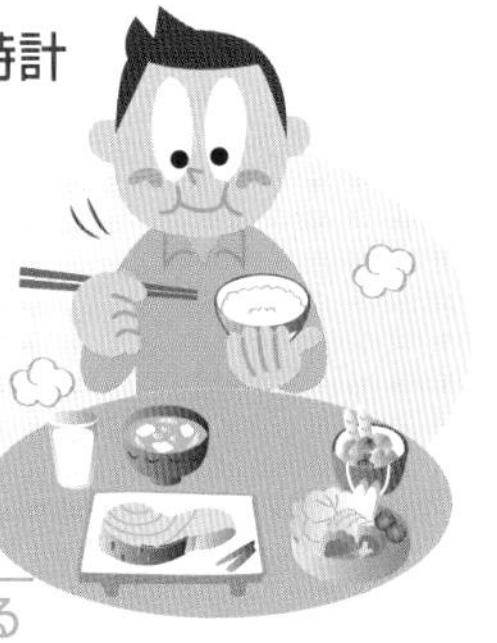

朝食をとる

食事をとることによって上昇する「血糖値」が合図となる

▼

体内時計がリセットされる

朝の光を浴び、朝食をとることで末梢時計が主時計に同調する

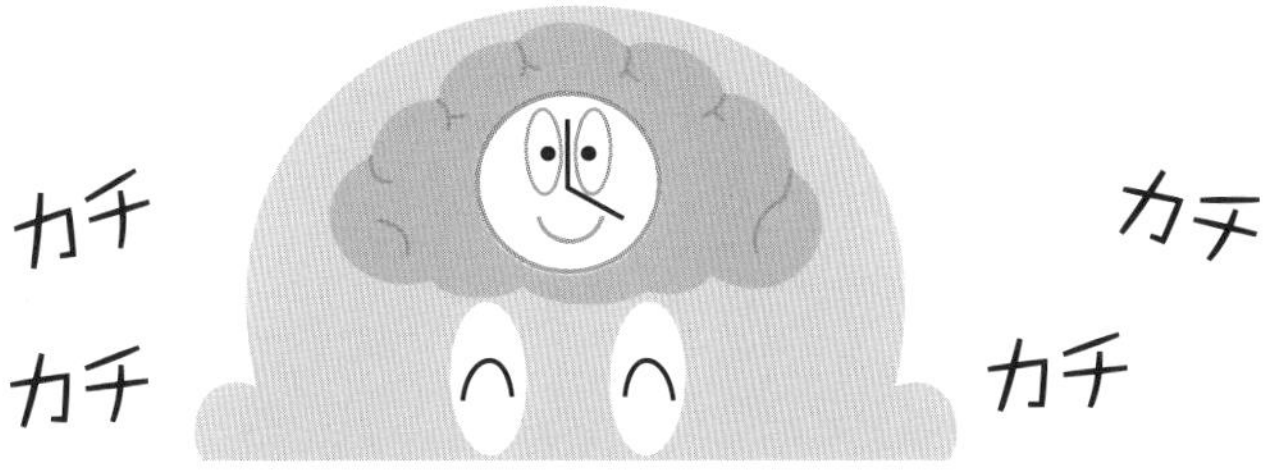

体内時計のリズムは正しく刻まれる

栄養バランスのとれた食事も心がけよう!!

主菜

肉、魚、卵、大豆製品などを主材料とする料理

副菜

野菜、いも、豆類（大豆を除く）、キノコ、海藻などを主材料とする料理

汁物

主食

ごはん、パン、めん類など

食事は決まった時間にとる習慣を!!

アルコール、タバコなど依存性が高くなるものは避ける

アルコールには、気分を高揚させたり、うつをやわらげたりする作用があります。そのため、双極性障害の患者さんは、躁状態の高揚感を持続させるために、あるいはうつ状態の落ち込んだ気分から抜け出すためにと、大量の飲酒に陥ることがあります。

しかし、アルコールの作用はあくまでも一時的なもので、せいぜい2～3時間しかもちません。アルコールの作用が切れたあとには大きな反動が来ます。高揚した気分が一気にズドンと落とされるのです。

すると、ますます飲まずにはいられなくなり、昼間や朝からお酒を飲むことが増えてきます。こうして毎日飲んでいると、同じ量では効果を得られなくなってきます。飲む量も、飲んでいる時間もどんどん増えて、気づいたときには依存症に陥っていたというケースは少なくありません。

双極性障害とアルコール依存症を併発すると、さらに飲酒に走りやすくなります。重度の依存症に進んでしまうと、アルコール性肝障害を引き起こすだけでなく、双極性障害も悪化の一途を辿り、自殺のリスクも高まるとされています。また、アルコールは薬物療法にも悪影響を与えます。双極性障害の治療中は、原則として禁酒するようにしてください。

一方、タバコにも不安をやわらげる作用がありますが、しかし、これも一時的なもので、すぐに反動が来ます。喫煙者はすぐにでも禁煙すべきですが、急激に禁煙をすると、うつ症状を誘発したり悪化させたりすることがあります。「禁煙外来」など、医師の指導のもとで禁煙するのが安心です。

コーヒーなどに含まれるカフェインには、覚醒作用や気分を高揚させる作用があり、うつ状態の人はコーヒーを愛飲することが多いようです。コーヒーを1日1杯程度ならば、大きな問題にはなりませんが、大量のカフェインは不安を誘発するため、飲みすぎないように注意してください。

アルコール、タバコ、コーヒーには要注意!!

アルコール

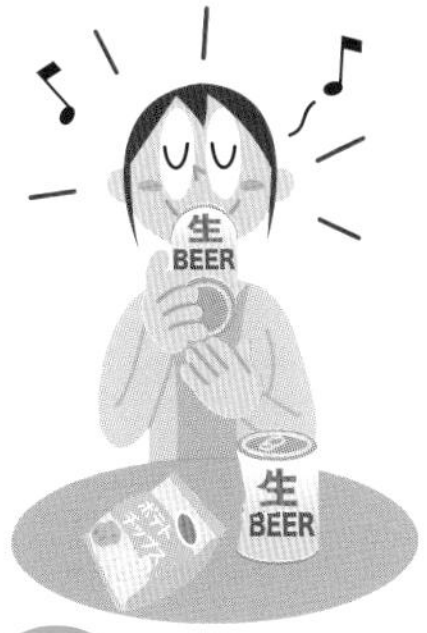

作用

気分の高揚、うつをやわらげる

タバコ

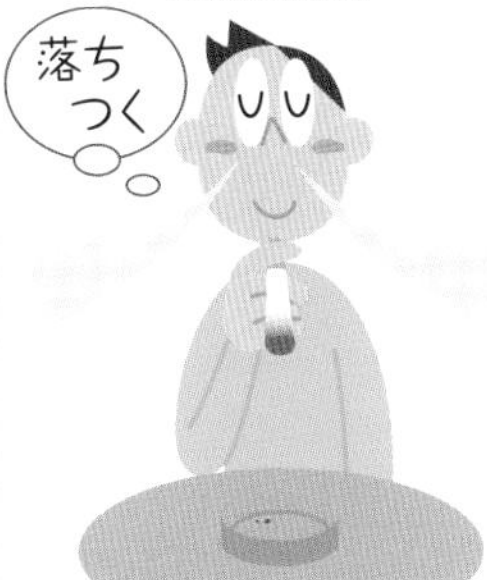

作用

不安をやわらげる

コーヒー

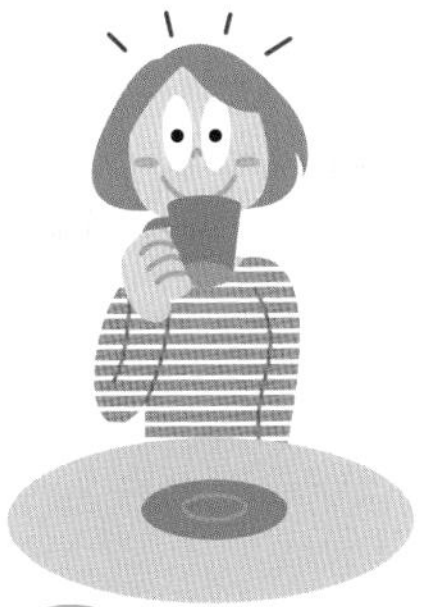

作用

覚醒作用や気分の高揚

注意 これらは一時的なもの。それぞれの作用が切れると再び手を出して…

アルコール依存症に！

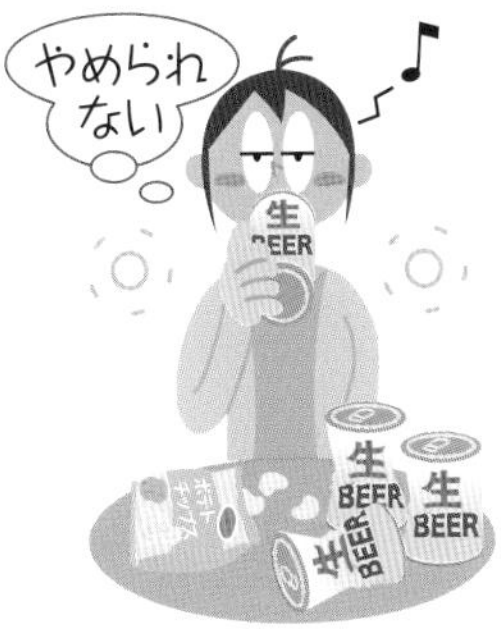

双極性障害の悪化。自殺のリスクも高まることも

ニコチン依存症に！

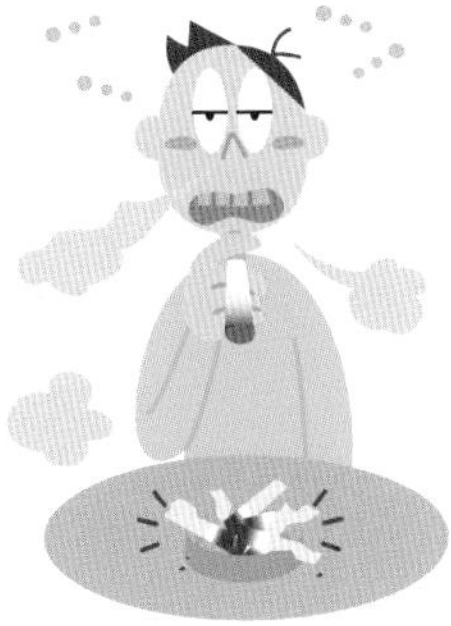

うつ症状の誘発や悪化をまねくことも

カフェイン依存症に！

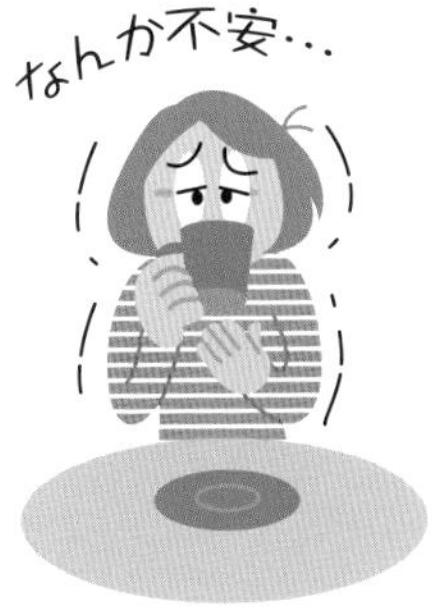

大量のカフェインは不安を誘発することも

運動や生活活動を積極的に行う

運動には、精神を安定させるセロトニンの分泌を促す作用があり、双極性障害やうつ病の改善に役立つとされています。そのため、双極性障害の再発防止には、積極的に体を動かすことも大切です。

双極性障害では、躁状態のときは活動性が高まります。しかし、うつ状態のときは気力も意欲も低下するため、家に引きこもりがちになり、1日中布団のなかで過ごしてしまうことも少なくありません。

運動不足から体力や筋力が低下すると、ますます動くのが億劫になり、病状も悪化します。このような悪循環から抜け出すためにも、できる範囲からでよいので、体を動かしてみましょう。

運動のなかでも、双極性障害の人に適しているのは「有酸素運動」です。有酸素運動とは、酸素をたくさん取り込みながら、ある程度継続して行うことのできる運動をいいます。一方、短距離走や重量挙げなどのように瞬発力を必要とする運動は「無酸素運動」といいます。

有酸素運動には、ジョギングやテニスなど様々なものがありますが、ウォーキングや水泳、サイクリング、トレッキングなど、自分のペースで行うことのできる種目がおすすめです。ジョギングやテニスも、負担にならない程度であればよいのですが、大切なのは、自分で運動強度をコントロールできるものを選ぶことです。

運動強度は、苦しいと感じない程度がすすめられます。ウォーキングであれば、笑顔で会話をしながら歩けるスピードが目安です。

外へ出て運動するには、まだちょっと自信がないという場合は、家の中を掃除することから始めてみるのもよいでしょう。掃除は思いのほか運動量があるものです。洗面所やトイレ、お風呂など、家族も使うスペースを掃除すれば、家族関係の改善にも役立ちます。

再発防止には積極的に体を動かすことも大切

適度な運動を習慣にしよう!!

息が切れるようなハードな運動ではなく、笑顔で会話ができる程度の軽めの運動を

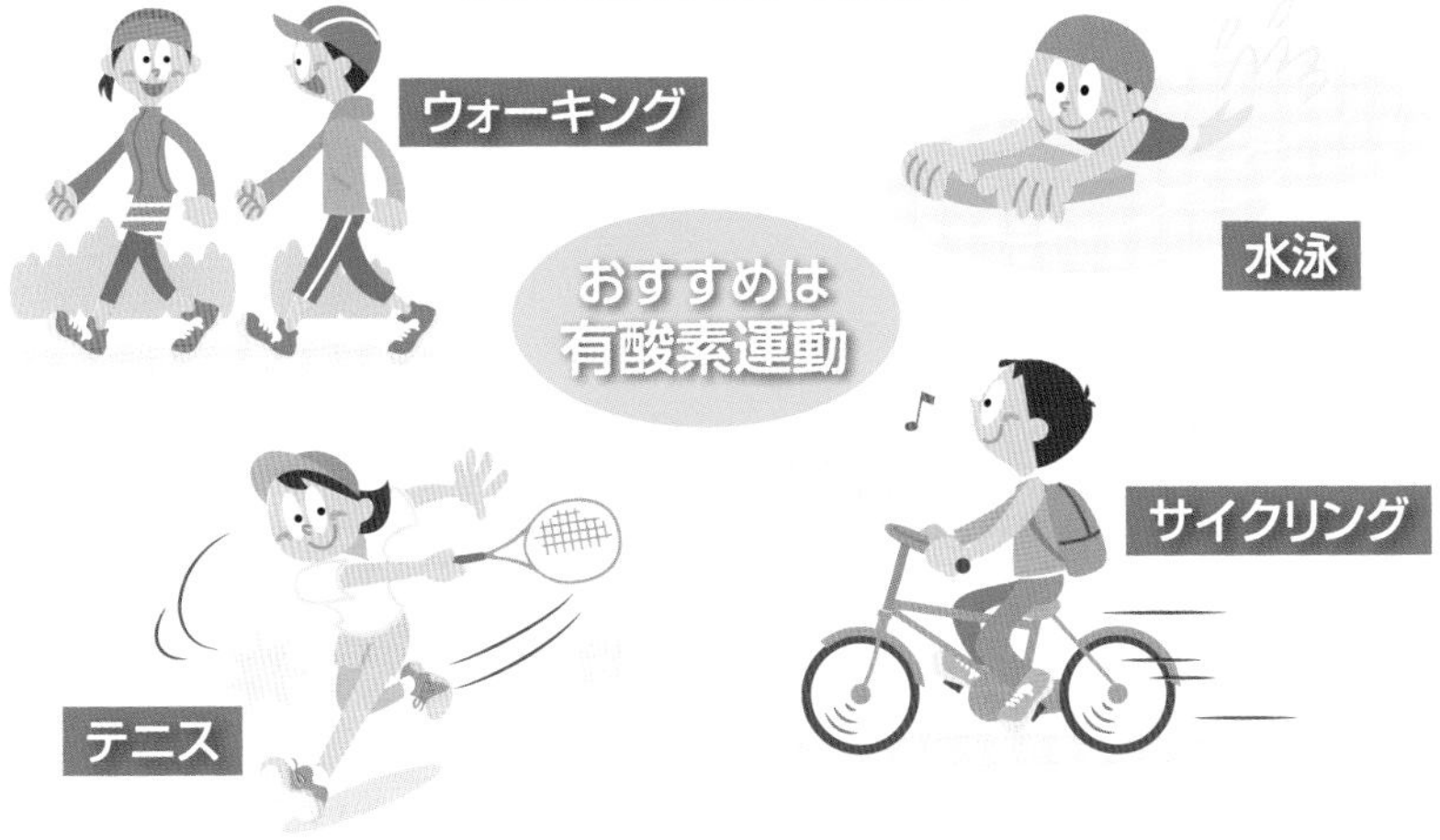
ウォーキング
水泳
おすすめは有酸素運動
サイクリング
テニス

その他、●水中ウォーキング　●トレッキング　●ジョギング　など

※1回20～30分程度の運動を週3回くらいが目安

外へ出て運動する自信がないときは、家の中を掃除しよう!

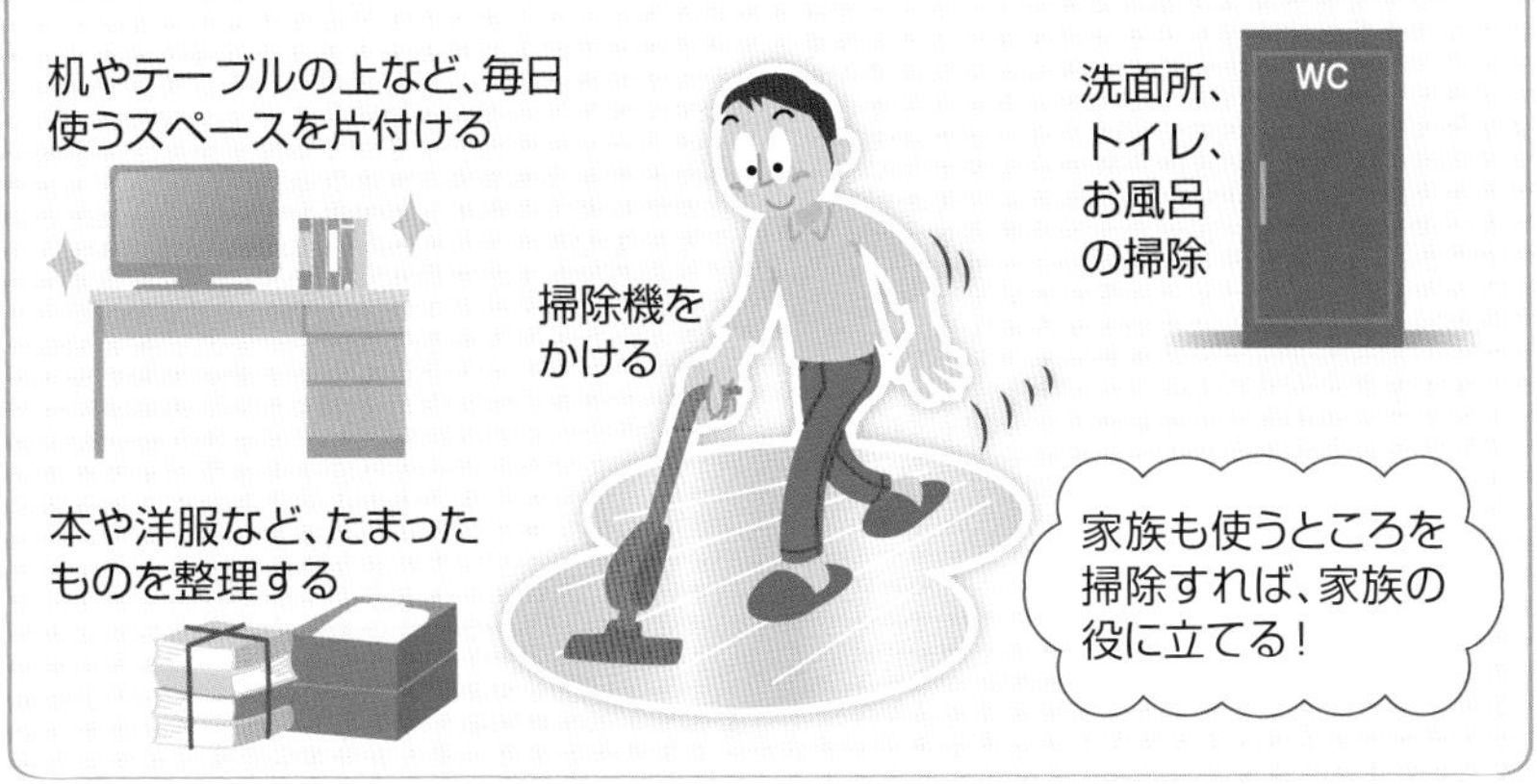

机やテーブルの上など、毎日使うスペースを片付ける
掃除機をかける

本や洋服など、たまったものを整理する

不安や困ったことがあったら助けを求める

長い療養生活のなかでは、思うように症状が改善されなかったり、薬の副作用に悩まされたりすることもあるでしょう。あまりにも症状がつらいときや、副作用と思われる症状がみられるときは、我慢せずに主治医に相談するようにしましょう。今、受けている治療に不安や疑問があるときも、遠慮せずに主治医に質問するようにしてください。長く治療を続けていくためにも、不安や疑問はその都度解消することが大切です。

また、双極性障害という病気を抱えていると、日々の生活のなかでも不安になることがあるものです。病気になってしまったことに負い目を感じたり、なかなか仕事に復帰できない自分、何もする気になれず、引きこもりになってしまっている自分、誰の役にも立てない、迷惑ばかりかけている自分を責めてしまうこともあるでしょう。また、周囲の理解を得られないことが何よりもつらいという人もいます。そんな孤独感や絶望感を抱えたままでは、ますますうつ状態から抜け出せなくなってしまいます。

双極性障害の患者さんは、躁状態のときに家族や周囲の人に対して暴言を吐いたり、信頼を失うようなことをしたりしていると、助けを求めにくいと思うかもしれません。しかし、病気のことをしっかり勉強している家族であれば、躁状態で起きたことは病気がさせたことであって、あなたが悪いわけではないことを理解しているはずです。家族はむしろ、あなたが日常生活に戻るための手助けをしたいと思っているのです。

不安なことや困ったことがあったら、一人で抱え込まず、思い切って助けを求める勇気を持ちましょう。家族や周囲の人が理解者であることがわかるだけでも、気持ちがずいぶんと軽くなるものです。

そして、家族や周囲の人が支えてくれたときは、素直に感謝の気持ちを伝えるようにしましょう。

不安や悩みは自分で抱え込まない

不安や悩みがあるときは、我慢しないで主治医や家族などに相談しよう

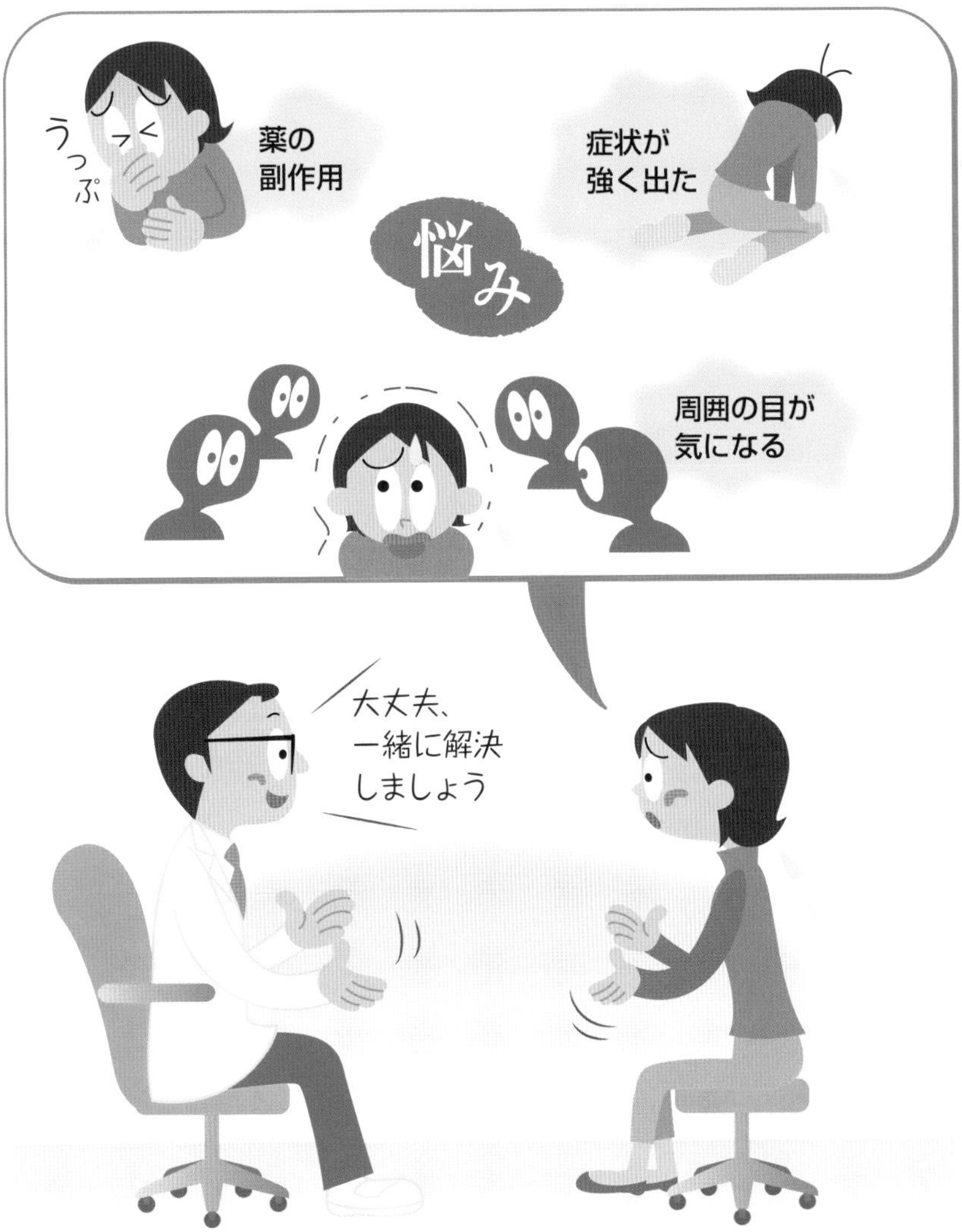
うっぷ
薬の副作用
症状が強く出た
悩み
周囲の目が気になる
大丈夫、一緒に解決しましょう

再発のきっかけとなるストレスをため込まない

自分にあったストレス解消法を見つけよう

双極性障害の患者さんは、ストレスをきっかけに調子を崩し、再発してしまうことが多いものです。過去にどのような出来事がストレスとなり、再発の引き金になったのかをふり返り、できるだけそのストレスを避けるよう心がけることが大切です。

ただ、ストレスのなかには、大切な人との死別など、避けようのないライフイベントもあります。過去に、そのようなライフイベントをきっかけに発症または再発したことがある場合は、どのようにしてそのストレスを乗り越えたのかを思い出してみましょう。今後、同じようなストレスに直面したときにすばやく対処することができれば、再発防止に役立ちます。

一方で、日々のちょっとしたストレスは、考え方や受け取り方によって軽くすることができるものです。114頁で紹介した認知療法をとり入れて、ストレスになりにくい思考を養うのも1つの方法です。

それでもたまってしまったストレスは、上手に解消するようにしましょう。

ストレス解消法としては、散歩、ヨガ、読書、音楽鑑賞、ガーデニング、料理など様々なものが挙げられますが、自分に合ったもの、「楽しい」「気持ちが落ち着く」と感じられるものを選ぶようにしましょう。人からすすめられるなどして無理やり行っていたのでは、逆にストレスになりかねません。

また、双極性障害の人は、好きなことに没頭し過ぎて生活リズムが乱れないよう注意が必要です。大好きな海外ドラマを観始めたら続きが気になり、徹夜で全話観てしまったなどといったことがないよう、くれぐれも注意してください。

無理のない自分にあった解消法を選ぶ

自分が楽しめる、気持ちがいいと感じられる
ストレス解消法をみつける

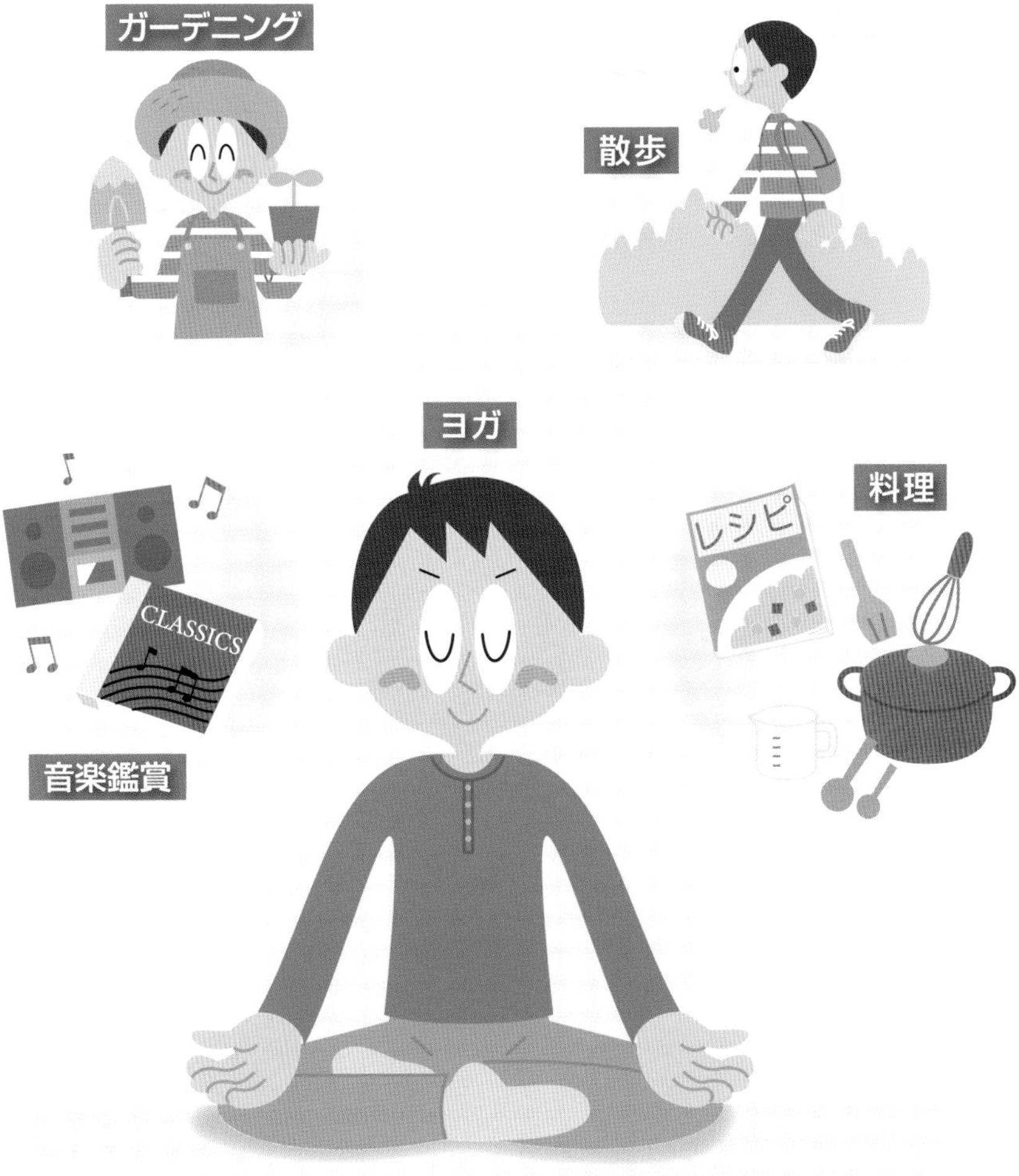
ガーデニング
散歩
ヨガ
料理
レシピ
CLASSICS
音楽鑑賞

上手にストレスを解消しよう♪

自律訓練法

「自律訓練法」とは、自己暗示によって体の緊張を解きほぐし、心身をリラックスさせる訓練法です。1932年にドイツの精神科医であるシュルツによって体系化され、以来、疲労回復やストレス解消などの効果が期待される治療法として、多くの精神科や心療内科が取り入れています。

自律訓練法を行うときは、最初は医師や臨床心理士などの専門家に、正しいやり方を指導してもらうことがすすめられますが、慣れてくると、いつでも・どこでもできるようになるので、ストレス解消法の1つとして、ぜひ体得してみてください。

自律訓練法を始めるときは、ベルトやネクタイ、腕時計など、体を締めつけているものを外し、ゆったりとした服装で行います。途中で緊張したり、意識が他へ向いたりしないよう、トイレを事前にすませておくことも重要です。

訓練は「基礎公式」、「6つの公式」と呼ばれる暗示からなり、最後は「消去動作」によって自己暗示を解きます（次頁参照）。公式を行うときに暗示をかける言葉は「言語公式」といい、いつも同じ言葉を使うようにするのがポイントです。

例えば、第1公式では「右手が重い」と心の中で唱えますが、「右手が重くなる」とは決していいません。実は、この語尾の違いが重要なポイントなのです。なぜなら、「右手が重い」という感覚は、あくまでも受動的に感じることが大切です。意識的に右手を重くしようとしたり、重く感じるようにしようとすると、体に余計な力が入り、逆にストレスになってしまうからです。

意識を体に向け、「右手が重い」という感覚が自然に得られるまで、ただ待つ。これが自律訓練法を体得するコツです。難しいように思われるかもしれませんが、慣れてくると、3～5分程度ですべての公式を体感できるようになります。

自律訓練法の行い方

準備

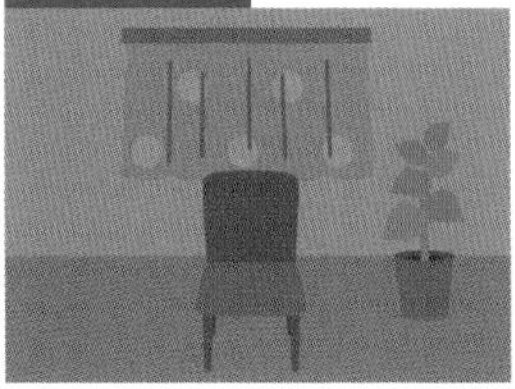

- トイレは事前にすませておく
- ベルトや腕時計、ネックレス、メガネなど、体を締めつけるものは外しておく
- 暗く、静かな部屋で行う
- 背もたれのある椅子にゆったりと座るか、あおむけに寝て行う
- 目は軽く閉じ、呼吸は腹式呼吸をする

基礎公式　「気持ちがとても落ち着いている」と、心の中でゆっくりくり返す

自律訓練法の姿勢

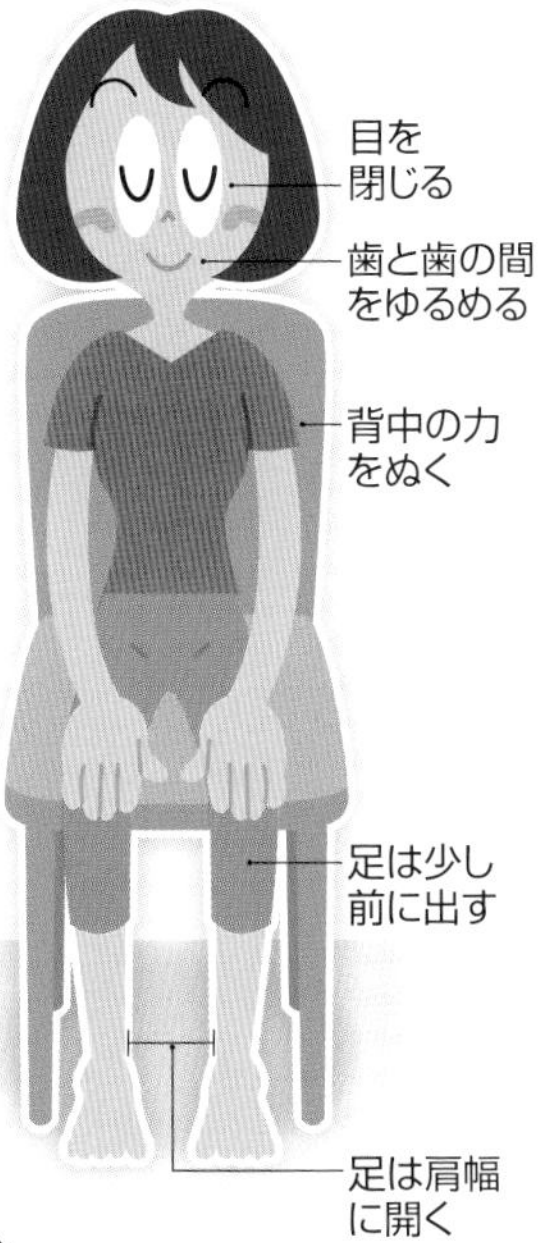

第1公式
「右手が重い」→「左手が重い」→「右足が重い」→「左足が重い」と、心の中で順にゆっくりくり返す

↓

第2公式
「右手が温かい」→「左手が温かい」→「右足が温かい」→「左足が温かい」と、心の中で順にゆっくりくり返す

↓

第3公式
「心臓が静かに打っている」と、心の中でゆっくりくり返す

↓

第4公式
「楽に呼吸している」と、心の中でゆっくりくり返す

↓

第5公式
「お腹が温かい」と、心の中でゆっくりくり返す

←

第6公式
「額が心地よく涼しい」と、心の中でゆっくりくり返す

↖

消去動作
訓練を終えたら、自己暗示を解くために、以下の動作を行う

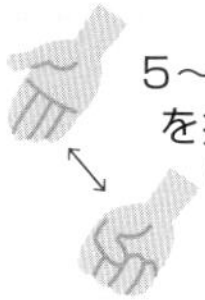

5～6回、両手を握ったり開いたりする

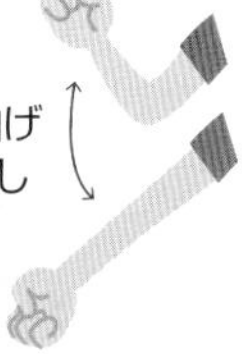

2～3回、両肘を曲げたり伸ばしたりする

大きく背伸びをし、目を開ける

※消去動作をせずに、いきなり立ち上がると、ふらついたり転倒したりすることがあるので、必ず消去動作を行うこと

腹式呼吸、リラクゼーション

ストレス解消に役立つリラックス法には様々なものがありますが、ここでは最もシンプルで基本的なものを2つほど紹介しておきましょう。

そもそもリラックスとは、心身がほぐれた状態、無駄な力がかかっていない自然な状態を意味します。ストレスにさらされると、イライラしたり、不安になったりと不快な感情が湧いてきます。このようなときにリラックスしようとしても、瞬時に気持ちを切り替えるのは難しいものです。なぜなら、ストレス下では不快な感情とともに、体にもストレス反応が現れるため、心だけをコントロールしようとしてもうまくいかないからです。

心身のストレス反応には、「自律神経」が深く関わっています。自律神経は「交感神経」と「副交感神経」の2つの神経系からなり、これらがバランスよく働くことで心身の健康が保たれています。しかし、ストレスを感じると交感神経が優位になります。交感神経には、心拍数や血圧を上げたり、筋肉を緊張させたりする働きがあるため、いくら心をリラックスさせようとしても、体が付いて行けないのです。

そこで、交感神経と正反対の働きをする副交感神経が優位に働く状態をつくり出すのが「リラクゼーション」(次頁参照)です。全身の力の抜き方を覚え、意識的にリラックスした状態をつくります。

「腹式呼吸」も基本的なリラックス法の1つです。腹式呼吸では、横隔膜を大きく上下に動かしながら、ゆっくり深く呼吸します。これによって副交感神経が優位になり、筋肉の緊張が緩み、全身の血流が促されるため、心身の緊張がほぐれます。また、精神が安定しているときの脳波である「α波」が増えるため、心身がリラックスした状態になります。

腹式呼吸は、気持ちを落ち着かせたいときに、いつでも手軽に行うことができるので、身につけておきましょう。

心身をリラックスさせる方法

リラクゼーション

深呼吸を1回してから始める →

1.額　汗が出るように緊張がとれるとイメージする。眉毛もリラックスさせる

2.顔　上下の歯が触れないように顎の力を抜く。次に唇、目、顔全体をリラックスさせる

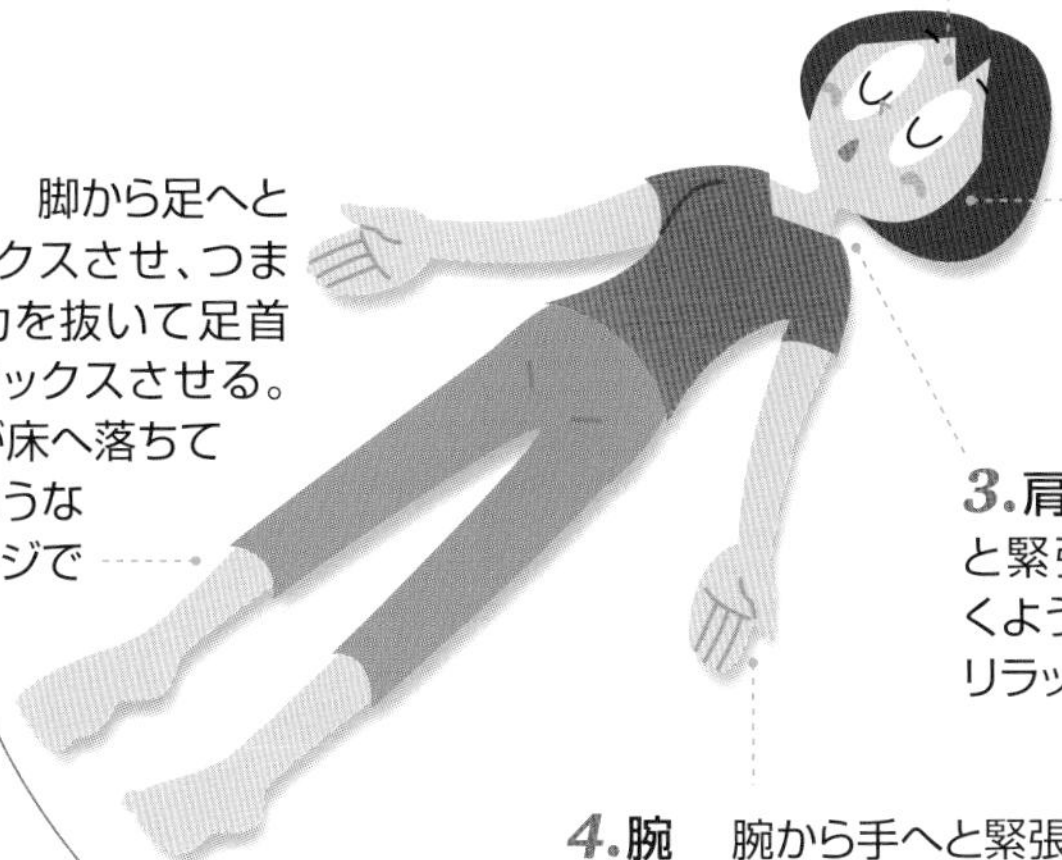

3.肩と首　下へ下へと緊張がほぐれていくように、肩、腕、首をリラックスさせる

4.腕　腕から手へと緊張がとれ、指から床へ落ちていくようイメージする

5.胸とお腹　息を吐くときに緊張がとれ、胸からお腹の筋肉が緩んでいく

6.脚　脚から足へとリラックスさせ、つま先の力を抜いて足首をリラックスさせる。緊張が床へ落ちていくようなイメージで

最後に1から10までゆっくり数え、息を吐きながら残った緊張をすべて解き放つ

腹式呼吸

1.
口を軽く閉じ、お腹をふくらませながら、鼻からゆっくり息を吸い込む

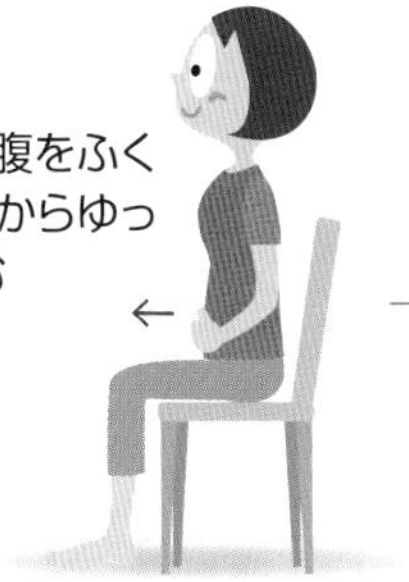

2.
十分に息を吸ったら、口先をすぼめ、頬を空気でふくらませるようにして、お腹をへこませながら、吸うときよりもゆっくりと息を吐き出す

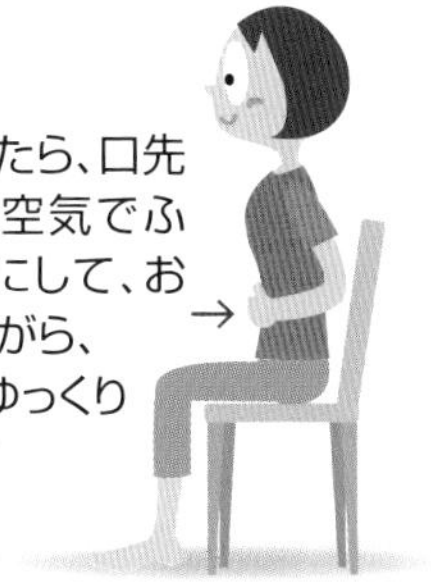

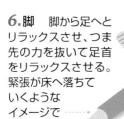

3.1～2をくり返す。1セット5呼吸～10呼吸くらいが目安

家族や周囲の人の心得

患者本人の気持ちを理解してあげる

双極性障害という病気を克服するためには、患者さん本人と医師、そして家族が三位一体となって立ち向かうことが大切です。ここからは、家族や周囲の人ができることを考えてみましょう。

躁状態のときの患者さんは、散財したり、職場でトラブルを起こしたり、警察沙汰を起こしたりと、家族にとっては苦労の連続です。忠告する家族に対しても暴言を吐くので、家族は我慢の限界を迎えているかもしれません。しかし、今一度冷静になって、患者さんの気持ちを想像してみてください。

病気を発症したばかりのときは、患者さんは病識を持てていませんから、自分がしたことを自覚することもできません。忠告したり、止めようとしたりする家族に対して、逆ギレしたり、見下すような態度をとることもあります。

しかし、双極性障害という診断が下り、病気なのだということがわかってくると、「申し訳ないことをした」「できれば、病気がさせたことだということを理解してほしい」「見放さないでほしい」といった気持ちが湧いてくるものです。

それでも躁状態を再発したときは、家族の忠告に耳を貸さないかもしれませんが、心の奥底には、「忠告を聞かなければ大変なことになる」という思いもあるのです。

悪いのは、患者さんではありません。双極性障害という病気がさせていることなのです。この認識を家族と患者さんが共有できるようになると、闘うべき相手が明確になります。患者さんにとっても、家族にとっても、病気が再発しないよう封じ込めることが真の目標になるはずです。

患者本人が心の奥底で思っていること

躁状態のとき

- こんなことをしていたら大変なことになる
- やめたいけど、自分ではコントロールできない
- さらに刺激するようなことはしないで
- 大きなことを言ったりしても、頭からバカにしないで
- 高額なものをねだるなど、躁の自分を利用しないで
- 素直に聞けないかもしれないけれど、注意してほしい
- 普段と同じように接してほしい
- 声を荒げずに接してほしい
- 破滅的なことをしようとしたら、止めてほしい
- なんとかして気持ちを落ち着かせてほしい

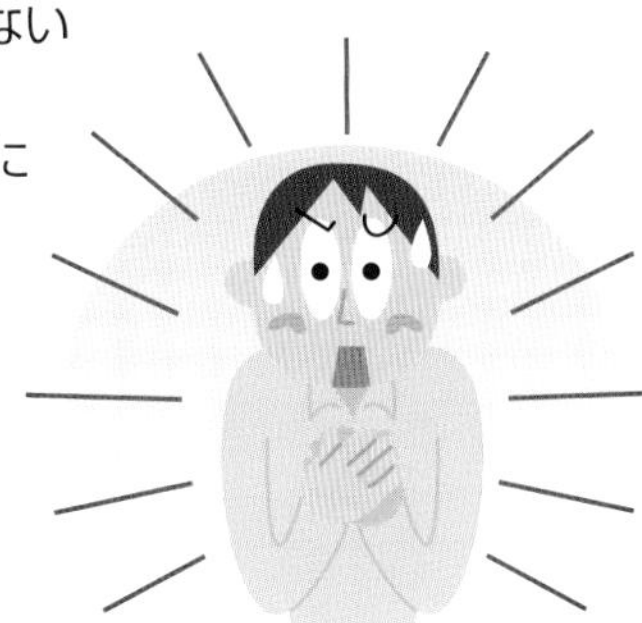

うつ状態のとき

- 躁状態のときにしたことを責められるのはつらい
- やる気を出せ、しっかりしろと言われても、できないからつらい
- 自分を責めないで、以前よりもよくなったね、などと励ましてほしい
- 病気の自分を恥だと思わないで
- ただ一緒にいてほしい

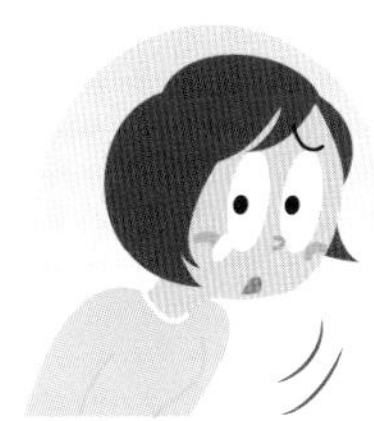

共通

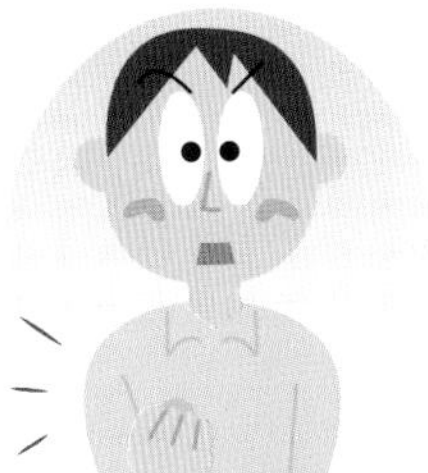

- がんばれなんて言わないで
- からかわないで
- 無視しないで
- 見捨てないで
- 理解してほしい
- 受け入れてほしい

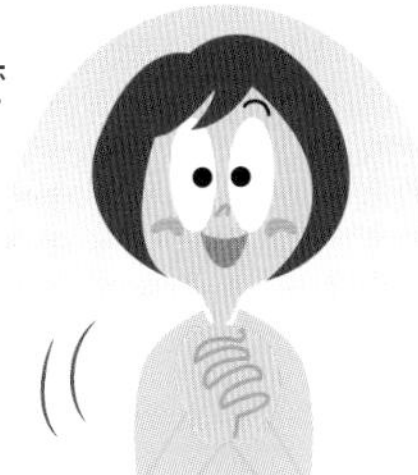

再発の予兆に注意する

双極性障害は再発しやすい病気です。再発の予兆には、本人にしかわからないものもありますが、逆に本人には自覚がなく、家族や周囲の人でなければ気づかないものもあります。患者さんの近くにいる人は、常に再発の予兆に注意するようにしてください。

例えば、昨日までうつ状態で、ほとんど1日中寝込んでいた人が、翌朝、急に元気になり、いそいそと身支度をして出かけようとすることがあります。家族は「ようやく元気になってくれた」と思いがちですが、これは躁転のサインかもしれません。手放しで喜ぶのではなく、念のため受診をすすめるべきといえます。そこで、「病気は治ってしまったのだから、受診の必要などない」と拒絶するようならば、ますます躁転の可能性が高くなります。

また、再発の予兆として、最近はSNS（Social networking service）への投稿が異常に増えるといったものもあります。部屋に引きこもっているという状態に変化はないのですが、その人のSNSを見てみると、昨日までは投稿をほとんど休んでいたのに、急に1日に数十～数百本ものつぶやきを投稿しているといった具合です。しかも、そのなかには、他人を名指しで誹謗中傷するような内容が含まれていることが多く、大きなトラブルに発展することもあるので注意が必要です。

とくに躁状態は、そのまま放っておくと、どんどん症状がひどくなり、家族の忠告を穏やかに聞き入れることができなくなります。患者さんの暴走が止まらない場合や、受診や服薬を拒否する場合は、入院を検討しなければなりません。

再発の予兆として、どんなことが考えられるのかを家族と本人がよく話し合い、共有しておくと、予兆がみられたときもスムーズに受診や服薬といった対処ができます。

再発のサインを見逃さない

家族や周囲の人は本人の気持ちや行動の変化を
見逃さないように注意する

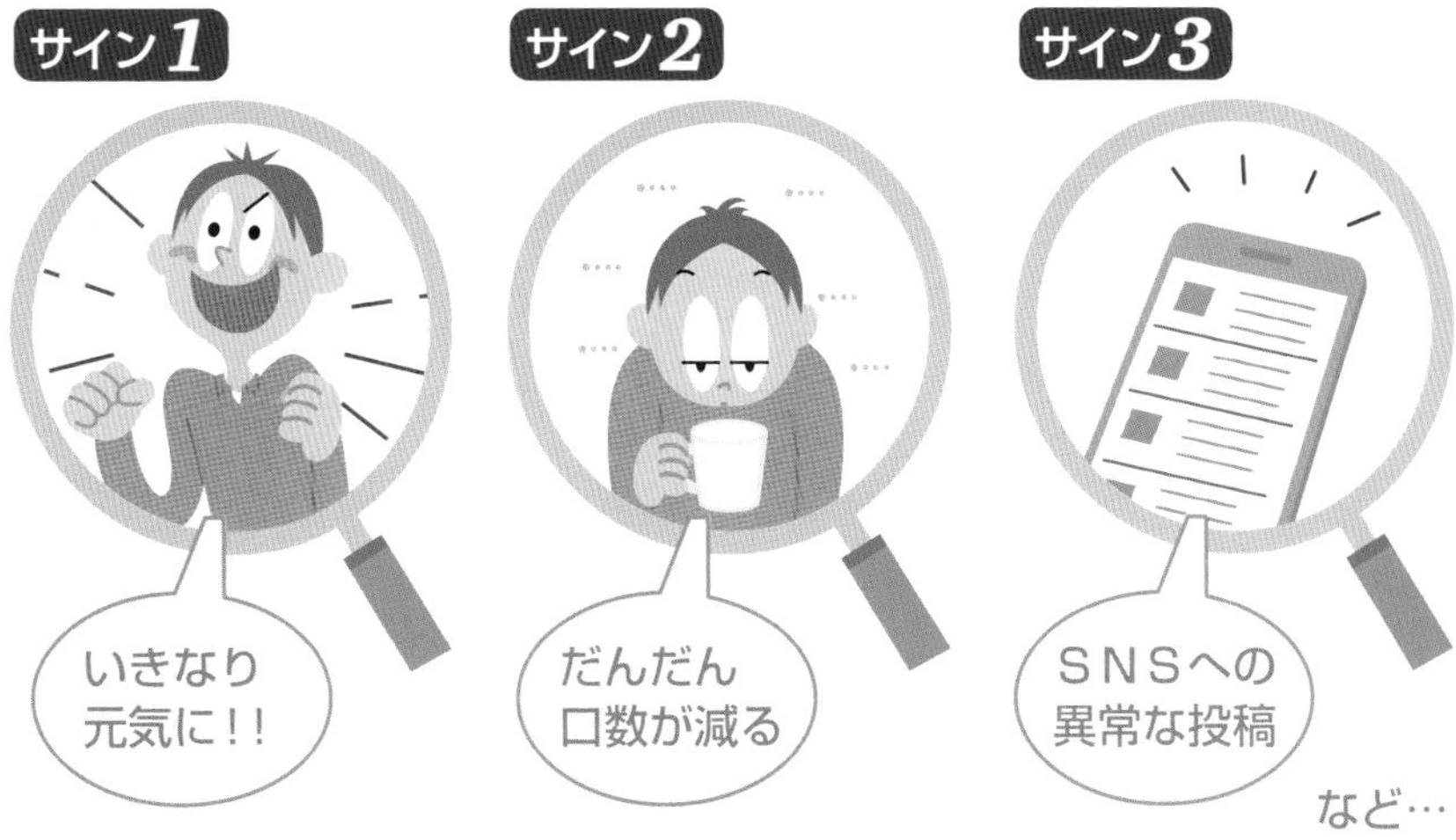
サイン1
いきなり
元気に!!
サイン2
だんだん
口数が減る
サイン3
SNSへの
異常な投稿
など…

そうなる
前に!!

日常のコミュニケーションで
患者の状態を共有しておくのが大切

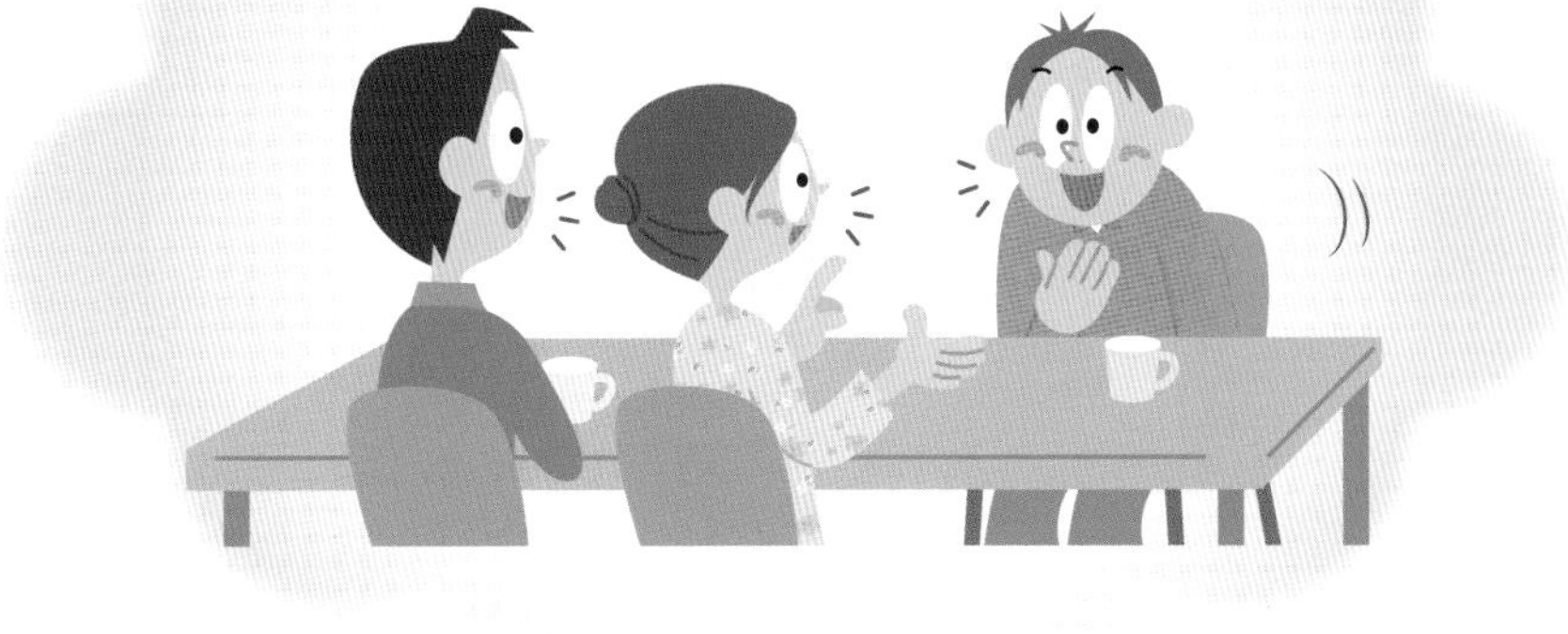

患者を孤立させない

双極性障害は、病気そのものが原因で死に至ることはありません。しかし、病気がもたらすつらさから、自ら命を絶とうとすることがあります。最悪の事態を未然に防ぐためには、患者さんを孤立させないことが最も重要になります。

自殺の前には、「異常に暗く無口になる」「自分の健康管理に無関心になる」など、様々な兆候があります（次頁参照）。兆候に気づいたら、家族は患者さんを孤立させないよう働きかけてください。具体的には、患者さんをひとりにさせないようにして、近くで「いつもそばにいるよ、気にかけているよ」というメッセージを伝えるのです。

そのときは、「死ぬのはよくない」などとお説教をするのではなく、何気ない会話をする方が孤立感を和らげるものです。また、本人の「死にたい」という気持ちを聞いてあげるだけでも、本人は気持ちが楽になるものです。

ただ、躁状態のときに散々な目にあっていると、家族も疲れ果ててしまいます。そんなときに死をほのめかされると、「そこまで言うならば……」と、思ってしまうことがあるものです。家族がそんな気持ちになってしまうのも無理はないのです。自分を責めないでください。

患者さんに最悪の兆候がみられ、複雑な気持ちになったときは、躁もうつも現れていない時期、あるいは病気を発症する前の患者さんを思い出してみてください。本来の患者さんらしい生き生きとした生活を送っていた時期には、家族で楽しい時間を共有した思い出があるはずです。今、目の前に立ちはだかる絶望感を患者さんと一緒に乗り越えれば、再び楽しい時間を取り戻すことができるのです。

本人と家族だけで乗り越えるのが難しいときは、無理をせず、医療スタッフや公的機関に助けを求める（措置入院など）ことが大切です。

絶望感は患者さんと一緒に乗り越えよう！

病気がもたらす絶望感から自ら命を絶とうとすることがある。
最悪の事態を防ぐためにも、以下の2つに気をつけよう

1 自殺の兆候を見逃さない

- 異常に暗く無口になる
- 身辺を整理し始める
- 自分の健康管理に無関心になる
- 飲酒量が増える
- 死について話題にしたり、関連本を読んでいる
- 死にたい、消えたいなどと訴える　など

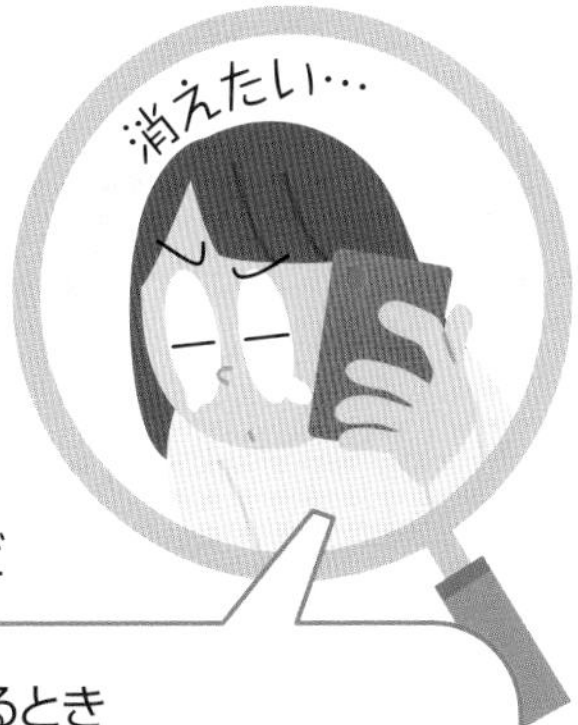
消えたい…

さらにこんなときが危険

- 自分を激しく責めているとき
- 躁からうつに転じたとき
- 夜間や早朝など、家族の目が届かない時間帯
- お酒を飲んで意識がもうろうとしたとき　など

2 自殺の兆候に気づいたら、孤立を防ぐ

患者さんをひとりにさせないように、家族がメッセージを送る

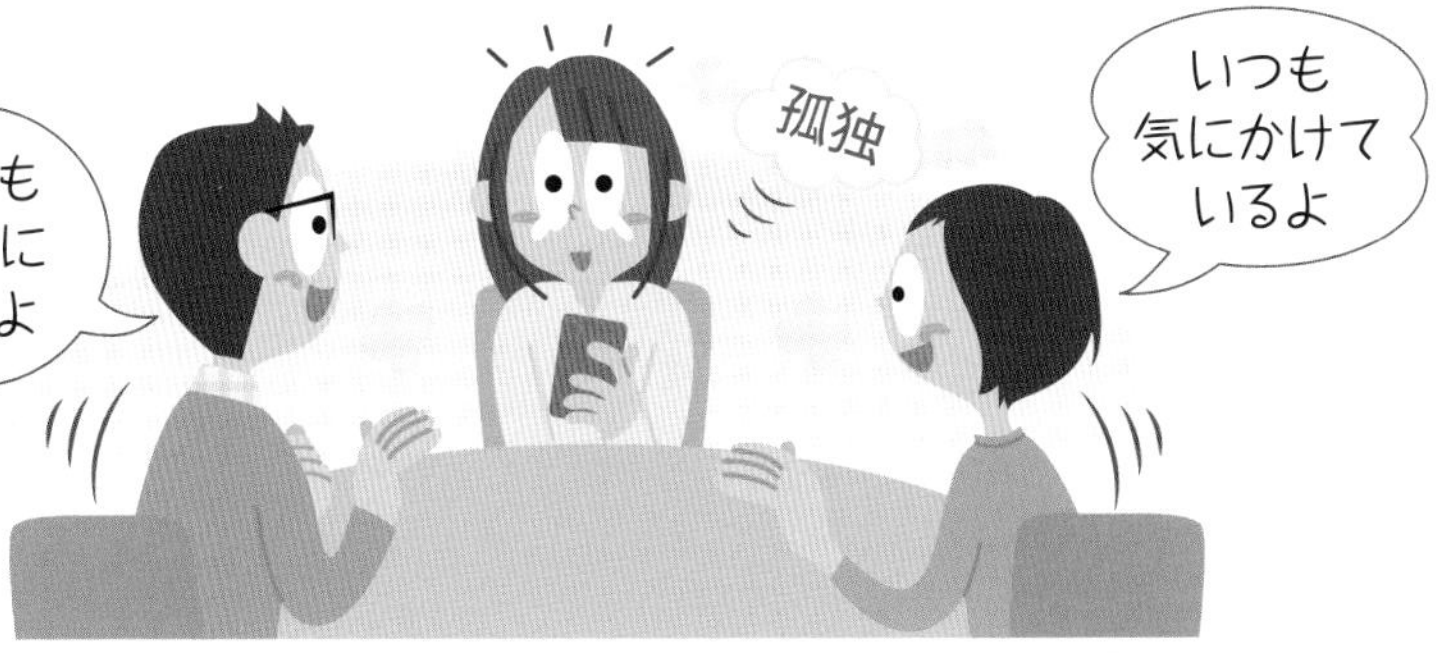
いつも
そばに
いるよ
孤独
いつも
気にかけて
いるよ

「絶望感」を一緒に乗り越えれば、再び楽しい生き生きとした時間を取り戻すことができるのです

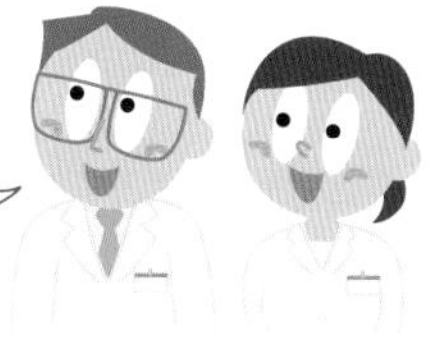

ゆとりのある明るい生活を送ろう

前向きな日常生活で病気を克服する

双極性障害は、現在のところ完治は難しく、長い経過をたどる病気です。しかし、数ある精神疾患のなかでは、比較的治療法が確立している病気でもあるのです。

双極性障害と診断がつくと、気分安定薬と呼ばれる薬をまず用います。なかでもリチウムが第一選択薬となります。双極性障害はうつ病と間違えやすいのですが、なかなかよくならないうつ病が双極性障害と診断が変わり、リチウムの服用を始めたら徐々によくなってきたという例も多くあります。

もちろん、すべての人にリチウムが合うとは限りません。しかし、そのような場合にも、いくつかの薬の組み合わせが用意されています。つまり、双極性障害は、自分に合った薬を見つけて薬の服用を継続すれば、コントロール可能な病気なのです。治療が軌道に乗るまでには時間がかかる場合もありますが、患者さんも家族も、決してあきらめないでください。

一方で、激しい躁状態のときに、仕事、財産、信頼など大切なものをなくしてしまったという人もおられるでしょう。「いまさら治療をしてももう遅い」と思われるかもしれませんが、治療を始めるのに遅すぎるということはありません。本来の自分を取り戻すことができれば、財産も仕事も人間関係も、一からつくりあげることができるのです。

大切なのは、根気よく治療を続けて再発を防ぐことです。再発を防ぐことができれば、病気を抱えていても、明るく前向きな人生を過ごすことができます。双極性障害は、決して恐れる病気ではなくなるということです。

参 考 文 献

- 新版 双極性障害のことがよくわかる本（講談社）
  【監修】野村総一郎
- うつ病の事典 うつ病と双極性障害がわかる本（日本評論社）
  【編著】樋口輝彦・野村総一郎・加藤忠史
- よくわかる双極性障害（躁うつ病）－両極端な気分の変動をコントロールする（主婦の友社）
  【監修】貝谷久宣
- 双極性障害 第3版－病態の理解から治療戦略まで（医学書院）
  【著者】加藤忠史
- 双極性障害［第2版］－双極症Ⅰ型・Ⅱ型への対処と治療（筑摩書房）
  【著者】加藤忠史
- 双極性障害の診かたと治しかた－科学的根拠に基づく入門書（星和書店）
  【著者】寺尾岳
- ウルトラ図解 うつ病－正しい理解と適切な治療で元気を取り戻す（法研）
  【監修】野村総一郎
- ウルトラ図解 統合失調症－理解を深めて病気とともに歩む（法研）
  【監修】糸川昌成
- ウルトラ図解 不安障害・パニック－正しく理解して対応・克服するためのガイド（法研）
  【監修】福西勇夫

パキシル　109
発達障害　14
発病前の性格　46
発揚気質　80
パニック障害　84
パリペリドン　107
バルプロ酸　104
パロキセチン　109
万能感　18
非定型抗精神病薬　106
ビプレッソ　107
病前性格　80
病的なうつ　42
病的な躁　42
疲労感　20
不安症　84
不安障害　48、54、84
不安定仮説　74
副交感神経　146
腹式呼吸　146
不眠症　16、20
フルボキサミン　109
ベンゾジアゼピン系　110
扁桃体　68
ホルモン分泌異常　40

【ま行】

マイナートランキライザー　126
末梢時計　134
ミルナシプラン　109
6つの公式　144
無力感　22
メジャートランキライザー　126
メラトニン　78
メランコリー親和型　80
モノアミン　68
モノアミン仮説　68
問診　50

【や行】

薬物依存　56、88
薬物療法　100、102
有酸素運動　138
陽性症状　48
抑うつエピソード　64

【ら行】

ライフイベント　74、142
ラツーダ　107
ラピッドサイクラー　60
ラミクタール　104
ラモトリギン　104
リーマス　104
リスパダール　107
リスペリドン　107
リチウム　104
リチウム中毒　104
療養生活　140
リラクゼーション　146
ルボックス　109
ルラシドン　107
レクサプロ　109
ロラゼパム　110

【わ行】

ワイパックス　110

スペクトラム　56
生活管理　100
生活リズム　74、132
精神安定剤　126
精神科　38
精神疾患の診断・統計マニュアル　13
精神障害者保健福祉手帳　96
精神療法　100、112
摂食障害　54、90
絶望感　22
セルシン　110
セルトラリン　109
セロクエル　107
セロトニン　68、78
全般性不安障害　84
躁うつ病　12
早期治療　30
早期発見　30
双極　12
双極Ⅰ型障害　45、52、62
双極スペクトラム　56
双極性障害　12
双極性障害の関連遺伝子　70
双極性障害の原因　66
双極性障害の重症度　58
双極性障害の診断基準　62
双極性障害のタイプ　52
双極性障害の治療　98
双極性障害の誘因　66
双極Ⅱ型障害　45、54、62
躁状態　12、16、32
躁状態の重症度　58
躁転　60、76
躁転のサイン　150
躁のセルフチェック　34
躁病エピソード　62
ソーシャル・リズム・メトリック　119
措置入院　123

【た行】

対人関係・社会リズム療法　118
対人関係療法　118
体内時計　78、132、134
脱抑制　88
タバコ　136
注意欠如・多動性障害　14、48
鎮静薬　40
通電療法　120
定型抗精神病薬　106
テグレトール　104
デパケン　104
デプロメール　109
デュロキセチン　109
統合失調症　48
ドーパミン　68
トレドミン　109

【な行】

日照時間　78
入院　122
任意入院　123
認知症　48
認知療法　114
脳炎　40
脳腫瘍　40
脳の病気　28
ノルアドレナリン　68

【は行】

パーソナリティ障害　48、86

抗うつ薬　40、46、108
交感神経　146
甲状腺機能低下症　60、110
甲状腺ホルモン薬　110
抗精神病薬　106
公的支援制度　96
抗不安薬　110、126
誇大妄想　19
コラム法　115
コルチゾール　72
混合状態　45、94

【さ行】

再発　92、98、124
再発のきっかけ　142
再発のサイン　151
再発の兆候　124
再発の予兆　150
再発率　92
再発を防ぐ　128
サインバルタ　109
三環系抗うつ薬　60、76、108
ジアゼパム　110
ジェイゾロフト　109
磁気療法　120
シクレスト　107
刺激性気質　80
自己愛性パーソナリティ障害　48、86
自殺　94、152
自殺企図　95
自殺念慮　95
自殺の兆候　153
自殺のリスク　94
視床下部　72
シゾイドパーソナリティ障害　86
自動思考　114
ジプレキサ　107
社会的引きこもり　48
社会リズム療法　118
社交不安障害　84
周囲の人の心得　148
執着気質　80
就労移行支援事業所　96
受診　38、42
主時計　134
循環気質　80
障害年金　96
生涯有病率　14
消去動作　144
症状のコントロール　98
自律訓練法　144
自立支援医療　96
自律神経　146
神経性過食症　90
神経性やせ症　90
神経伝達物質　28、68
診断　44
心的外傷後ストレス障害　84
心理教育　112
診療科　38
心療内科　38
錐体外路症状　106
睡眠・覚醒リズム　74、132
睡眠障害　16
睡眠導入薬　110
睡眠ホルモン　78
睡眠薬　40
ストレス　28、72、142
ストレス解消法　142
ストレス脆弱性　72、82

索引

【アルファベット】

ADHD　14、48
DSM　12
DSM-5　40、62
PTSD　84
SNRI　76、108
SSRI　76、108

【あ行】

アセチルコリン　68
アセナピン　107
アリピプラゾール　107
アルコール　136
アルコール依存　54、56、88、136
安定剤　126
依存症　88
遺伝子　28、70
違法薬物　40
医療保護入院　123
インヴェガ　107
陰性症状　48
うつ状態　12、20、30
うつのセルフチェック　36
うつ病　30、46
運動　138
運動強度　138
運動不足　138
栄養バランス　134
エスシタロプラム　109
エビリファイ　107
演技性パーソナリティ障害　86
応急入院　123
オランザピン　107

【か行】

介在ニューロン　68
海馬　68、72
買い物依存　89
過食症　90
過食性障害　90
家族心理教育　116
家族の心得　148
家族療法　116
家族歴　46
カフェイン　136
カルバマゼピン　104
寛解　98
寛解期　130
季節性の周期　78
基礎公式　144
気分安定薬　46、104
気分循環性障害　56
気分の異常な高揚　17
ギャンブル依存　89
急速交代型　60
境界性パーソナリティ障害　48、86
強迫性障害　84
強迫性パーソナリティ障害　86
拒食症　90
禁煙外来　136
緊急措置入院　123
クエチアピン　107
薬の副作用　76
ぐるぐる思考　22
軽躁状態　45、54
軽躁病エピソード　63
限局性恐怖症　84
言語公式　144
倦怠感　20

■監修
野村 総一郎（のむら・そういちろう）
一般社団法人日本うつ病センター副理事長、六番町メンタルクリニック名誉院長。
1974年慶應義塾大学医学部卒業。藤田学園保健衛生大学助手を経て、米国・テキサス大学、メイヨ医科大学精神医学教室留学。藤田学園保健衛生大学精神科助教授、立川病院神経科部長を経て、97年より防衛医科大学校精神科教授、2012年より防衛医科大学校病院・病院長、2015年より現職。著書多数、学会活動も積極的に行っており、日本のうつ病・双極性障害治療における第一人者の一人。

ウルトラ図解 双極性障害

令和3年8月24日　第1刷発行
令和6年3月25日　第2刷発行

監修者　野村総一郎
発行者　東島俊一
発行所　株式会社 法研
〒104-8104　東京都中央区銀座1-10-1
電話 03(3562)3611（代表）
http://www.sociohealth.co.jp
印刷・製本　研友社印刷株式会社

0103

ISBN978-4-86513-835-1 C0377　定価はカバーに表示してあります。